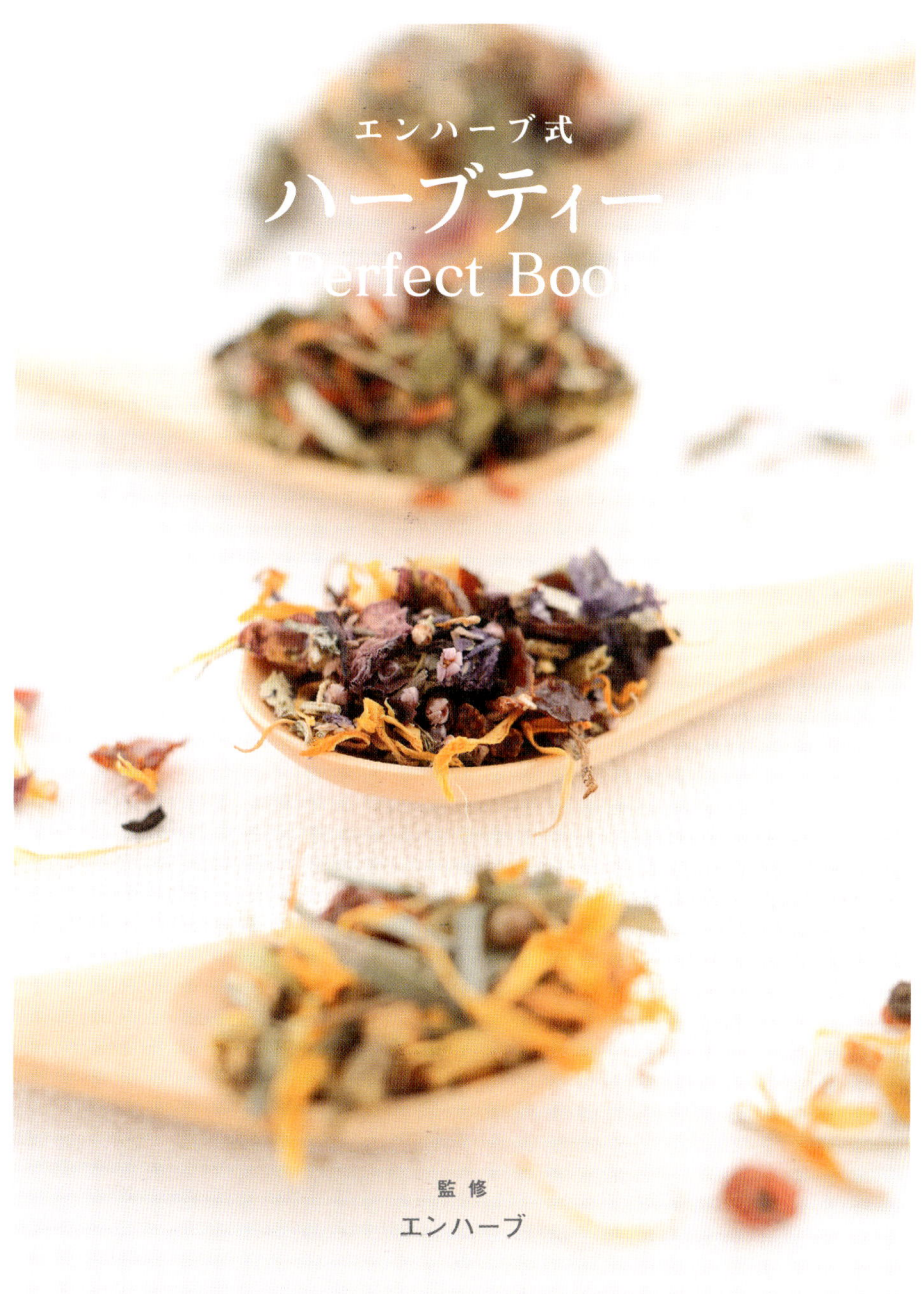

エンハーブ式
# ハーブティー
Perfect Book

監修
エンハーブ

KAWADE SHOBO SHINSHA, Publishers

# ハーブティーのある暮らしで
# より健やかに、より美しく、よりハッピーに……

ひとは紀元前のはるか昔から、植物を生活の中で役立ててきました。
植物のチカラで心や体をより良い状態に導く……
それが植物療法であり、その植物のチカラをもっとも手軽に、
穏やかに、取り入れることのできる方法がハーブティーです。
「植物自身の力強い生命力を感じることができる」こともハーブティーの良さ。
ハーブティーを入れたときに立ち上る豊かな香りとそれぞれに個性のある味、
そして花、葉、実を連想させる自然の美しい色。
そう、ハーブティーは五感で感じることのできる植物療法のひとつなのです。

ハーブは、ひとつひとつが健康や美容に役立つ働きを持っていますが、
それをブレンドすることで、ハーブの持つさまざまな成分が互いに作用し合い、
より個々人の目的に合ったハーブティーになります。
1種類では、なんとなく飲みにくいと感じていた味も、複数のハーブと
ブレンドすることで、自分好みの味にアレンジすることもできるのです。

この本は、ハーブの素晴らしさ、個々のハーブの魅力はもちろんのこと、
「ハーブをブレンドする楽しさ」をたくさん紹介しています。
それぞれのハーブが持つ働きや味を知り、自分の好みに合わせて、
全体のバランスを考えながらオリジナルブレンドを作り上げていくプロセス。
それこそが、ハーブティーの最大の楽しみであると
感じていただけるはずです。

ハーブティーは継続して飲むことで自己治癒力を高め、体質改善を促し、
体の中から健やかさや美しさをサポートしてくれます。
そんなハーブのチカラを実感するためにも、自分の好みに合った
美味しいハーブティーを、無理なく楽しみながら飲むことが大切です。

この本が、あなたの心にも体にもフィットした
ハーブティーを見つける手助けとなり、
ハーブのある暮らしが、今まで以上にあなたをハッピーに
してくれることを願っています。

エンハーブ

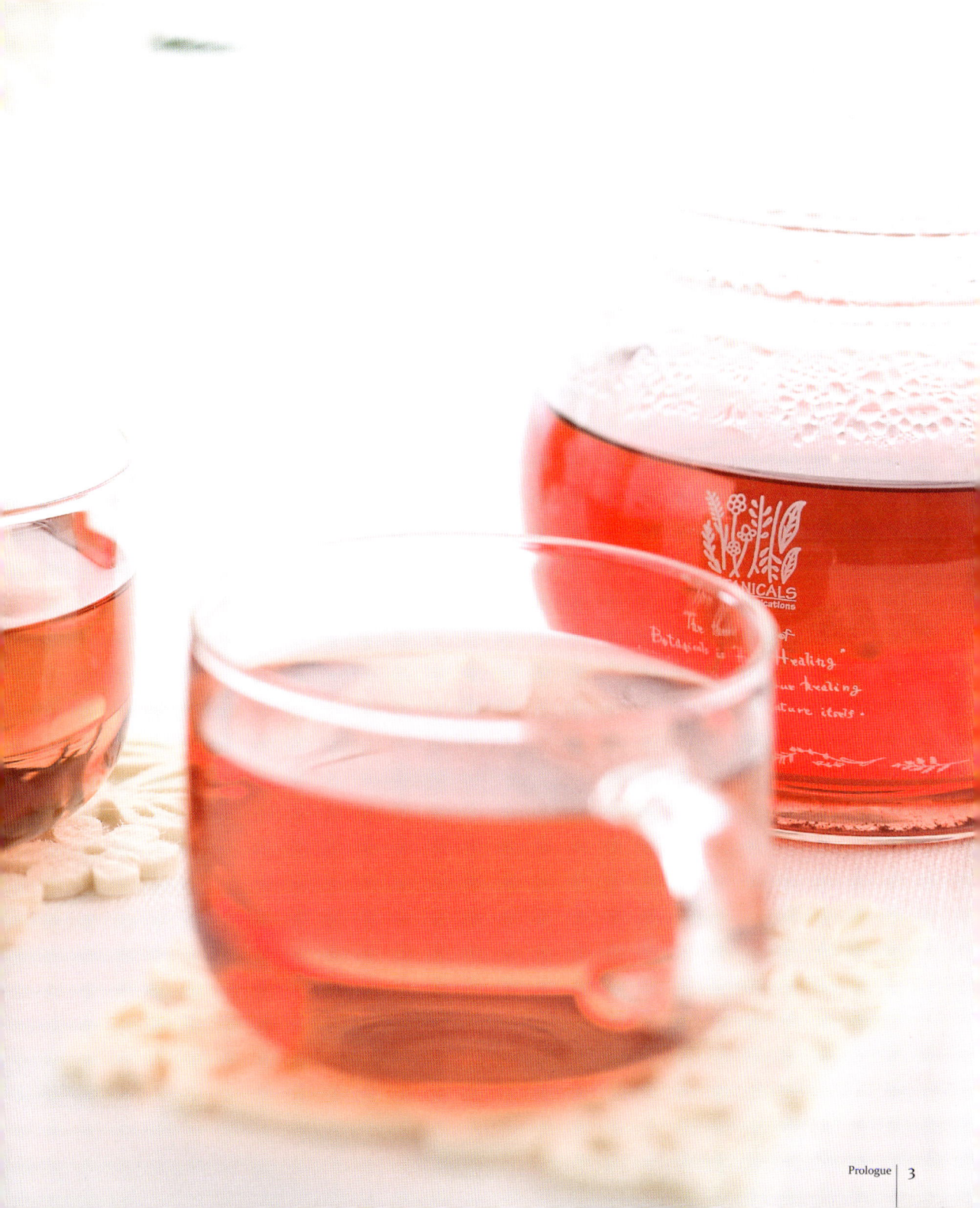

## エンハーブ式 ハーブティー Perfect Book

### CONTENTS

- 2 プロローグ
- 6 ハーブティーを楽しむ前にお読みください。

### 7　Chapter 1
### 　　ハーブと伝統療法の基礎知識

- 8 ハーブってなに?
- 10 ハーブと伝統療法の歴史
- 12 伝統療法の中のハーブ療法
- 14 ハーブの上手な選び方
- 15 ハーブの保存方法
- 16 **ハーブティーの美味しい入れ方**
- 17 ●ティーポットを使ったハーブティーの入れ方
- 18 ●茶こし付きティーカップを使ったハーブティーの入れ方
- 19 ●茶こし付きタンブラーを使ったハーブティーの入れ方
- 　　●デイポットを使ったハーブティーの入れ方
- 20 ハーブのブレンド方法
- 21 甘味を加えたいときのアドバイス
- 22 飲み終わったあとの茶葉の活用方法

### 23　Chapter 2
### 　　美味しいブレンドティーレッスン

- 24 ブレンドティーはなぜいいの?
- 25 継続して飲むと、なぜ体にいいの?
- 26 美味しいブレンドティーの作り方アドバイス
- 27 目的別オリジナルブレンドティーの作り方
- 28 ハーブティーなんでもQ&A
- 30 ブレンドに役立つ目的別ハーブ
- 32 ＊column＊ enherbブレンドティー開発室レポート

### 33　Chapter 3
### 　　65のハーブプロフィール

- 34 ハーブプロフィールの見方
- 35 **あらゆるブレンドに活用できるハーブ15**
- 36 エキナセア
- 37 エルダーフラワー
- 38 カレンデュラ
- 39 ジャーマンカモミール
- 40 ジンジャー
- 41 ダンディライオンルート
- 42 ネトル
- 43 ハイビスカス
- 44 ペパーミント
- 45 マローブルー
- 46 ラズベリーリーフ
- 47 レモングラス
- 48 レモンバーム
- 49 ローズヒップ
- 50 ローズマリー

- 51 **効果的に使えるハーブ50**
- 52 アイブライト／アルファルファ
- 53 アンゼリカ／オートムギ
- 54 オレンジ／カルダモン
- 55 ギムネマ／ギンコウ
- 56 クローブ／ゴツコーラ
- 57 コリアンダーシード／サフラワー
- 58 サマーセボリー／シナモン
- 59 シベリアンジンセン／ジュニパーベリー
- 60 スイートクローバー／スカルキャップ
- 61 ステビア／スペアミント
- 62 セージ／セントジョーンズワート
- 63 ソーパルメット／タイム
- 64 ダンディライオンリーフ／チェストツリー
- 65 バーチバーク／バードック
- 66 パッションフラワー／バレリアン
- 67 ヒース／フィーバーフュー
- 68 フェンネル／ホーステール
- 69 ホーソンベリー／ホワイトウィロウ

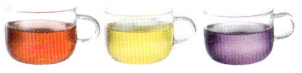

| | |
|---|---|
| 70 | マーシュマロウ／マテ |
| 71 | マレイン／ミルクシスル |
| 72 | ヤロウ／ラベンダー |
| 73 | リコリス／リンデン |
| 74 | ルイボス／レッドクローバー |
| 75 | レモンバーベナ／レモンマートル |
| 76 | ローズピンク・ローズレッド／ワイルドストロベリー |

## 77 Chapter 4
## 目的別・症状別ブレンドハーブティーレシピ

### ダイエットに役立つレシピ
| | |
|---|---|
| 78 | 老廃物の排出・デトックスに |
| 79 | むくみの解消に |
| 80 | 新陳代謝のアップに |
| 81 | 脂肪燃焼のサポートに |

### 食生活とおなかのサポートレシピ
| | |
|---|---|
| 82 | 便秘の改善に |
| 83 | 胃もたれや消化不良の改善に |
| 84 | 糖分の摂り過ぎが気になるときに |
| 85 | 塩分の摂り過ぎが気になるときに |
| 86 | 脂っぽい食事続きが気になるときに |

### 女性の心と体をケアするレシピ
| | |
|---|---|
| 87 | 生理にまつわる不調に |
| 88 | 更年期のケアに |
| 89 | 女性特有の気分の揺れに |
| 90 | 子育て中のママのサポートに |

### きれいを応援するレシピ
| | |
|---|---|
| 91 | しっとり美肌づくりに |
| 92 | つややか美肌づくりに |
| 93 | エイジングスキンケアに |
| 94 | 若々しく快活な日々のために |

### リラックスにおすすめのレシピ
| | |
|---|---|
| 95 | 心地よい眠りにつきたい |
| 96 | 緊張をほぐしたい |
| 97 | 心身のストレスを和らげたい |
| 98 | 気分転換（リフレッシュ）したい |
| 99 | 集中力をアップしたい |
| 100 | イライラを鎮めたい |
| 101 | 心と体の栄養補給に |

### 不調を改善して元気になれるレシピ
| | |
|---|---|
| 102 | 疲労 |
| 103 | 疲れ目 |
| 104 | のどのイガイガ |
| 105 | 冷え性 |
| 106 | 肩こり |
| 107 | 頭痛 |
| 108 | 二日酔い |
| 109 | 風邪 |
| 110 | 花粉症 |
| 111 | 夏バテ |

| | |
|---|---|
| 112 | この本で紹介したハーブの効能一覧表 |

### ハーブドリンクいろいろ
| | |
|---|---|
| 118 | ハーブと果汁のドリンク |
| 119 | ハーブとお酒のドリンク |
| 120 | ハーブと果汁のドリンク【作り方】 |
| | ＊ column ＊ 5000年前につくられたハーブ入りワインが発見される! |
| 121 | ハーブとお酒のドリンク【作り方】 |
| 122 | ＊ column ＊ enherb安全性への取り組みレポート |

| | |
|---|---|
| 123 | この本で紹介したハーブが購入できる<br>エンハーブ ショップ |
| 124 | エンハーブ ショップ一覧 |
| 126 | エンハーブ フラッグシップショップをご紹介します |

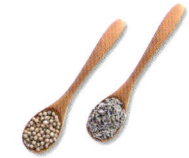

## ハーブティーを楽しむ前にお読みください。

自然のチカラが詰まったハーブは穏やかに心身に働きかけ、より良い状態へと導いてくれます。
ただし、穏やかな作用のハーブであっても、妊娠中の場合、治療中の病気がある場合、
また体質によっては使用に制限があるハーブもあります。各ハーブの注意事項をご確認のうえ、
ハーブティーを楽しむ前にかかりつけの医師に相談するようにしましょう。

> この一覧表は、使用に注意が必要なハーブを簡易的にまとめたものです。
> 各ハーブの注意事項は、Chapter3のハーブプロフィールに詳しく明記していますので、使用する前にかならず確認してください。

- **高血圧の方は使用を控えたほうが良いハーブ**
  リコリス

- **高血圧の方は使用に注意が必要なハーブ**
  シベリアンジンセン

- **心臓病の方は使用を控えたほうが良いハーブ**
  ホーステール

- **糖尿病の方は使用を控えたほうが良いハーブ**
  リコリス

- **腎不全、腎臓疾患の方は使用を控えたほうが良いハーブ**
  ジュニパーベリー、ホーステール、リコリス

- **胆石、胆管の障害、胆のうの炎症がある方は使用を控えたほうが良いハーブ**
  ジンジャー、ダンディライオンルート

- **肝障害、肝臓疾患の方は使用を控えたほうが良いハーブ**
  リコリス

- **出血傾向の方は使用を控えたほうが良いハーブ**
  サフラワー

- **多量\*の服用には注意が必要なハーブ**
  マテ、リコリス

  \* 多量とはシングルティーで1日の適量を著しく超えた飲用量を指します。

- **長期の服用には注意が必要なハーブ**
  ジュニパーベリー、セージ、マテ、リコリス

- **飲用後に直射日光に当たると、日光に対するアレルギー反応を生じる場合があるハーブ**
  アンゼリカ、セントジョーンズワート

- **キク科の植物にアレルギーがある方は注意が必要なハーブ**
  エキナセア、カレンデュラ、サフラワー、ジャーマンカモミール、ステビア、ダンディライオンリーフ、ダンディライオンルート、バードック、フィーバーフュー、ミルクシスル、ヤロウ

### 妊娠中の方へ……

妊娠中は気持ちの揺れや体調の変化に個人差があり、通常よりもデリケートな状態にあります。そのため、体への働きかけの力があるハーブを妊娠中に使用するのは注意が必要です。妊娠中や授乳中は使用してはいけないハーブ、カフェインを含むハーブを下記に紹介していますが、それ以外のハーブを利用する場合も、まずはかかりつけの医師へご相談ください。

\* **妊娠中は使用してはいけないハーブ**
アンゼリカ、サフラワー、シナモン、ジュニパーベリー、ジンジャー、セージ、タイム、チェストツリー、フィーバーフュー、ヤロウ、リコリス、レッドクローバー、レモングラス、ローズマリー

\* **カフェインを含んでいるハーブ**
マテ

\* **授乳中は使用してはいけないハーブ**
リコリス
（セージは母乳の分泌を抑える目的で使用されてきました）

- 以上については、原則的にドイツ コミッションEおよび米国ハーブ製品協会(AHPA)の安全性情報を適用しています。

- この本で紹介している65種類のハーブの禁忌事項のみを明記しています。

> この本では、ハーブの心や体への作用や、心身を良い状態へ導くためのハーブティーを紹介していますが、ハーブおよびハーブティーは食品であり、医薬品ではありません。医薬品や治療としての有効性を保証するものではなく、医師の診断や治療より優先されるものでもありません。
> また、この本の監修者、出版社ともに、この本に記載されている使用方法に伴って生じた健康上の問題に対し、法的責任を認めるものではありません。

Chapter 1

# ハーブと伝統療法の基礎知識

Herbs and natural medicines basic lesson

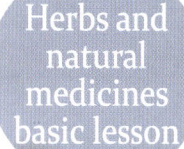

人間と植物の関わりの歴史は、はるか紀元前にまでさかのぼります。
あるときは病気やけがを癒すための薬草として、あるときは料理の食材として、
あるときは宗教的な儀式の道具として、時代や地域に合ったスタイルで、
植物を自らの生活に役立ててきました。
中でも植物のチカラを使った植物療法は、現代社会において
再び見直されています。その成り立ちを確認しながら、
生活の中での活用の仕方を学んでいきましょう。

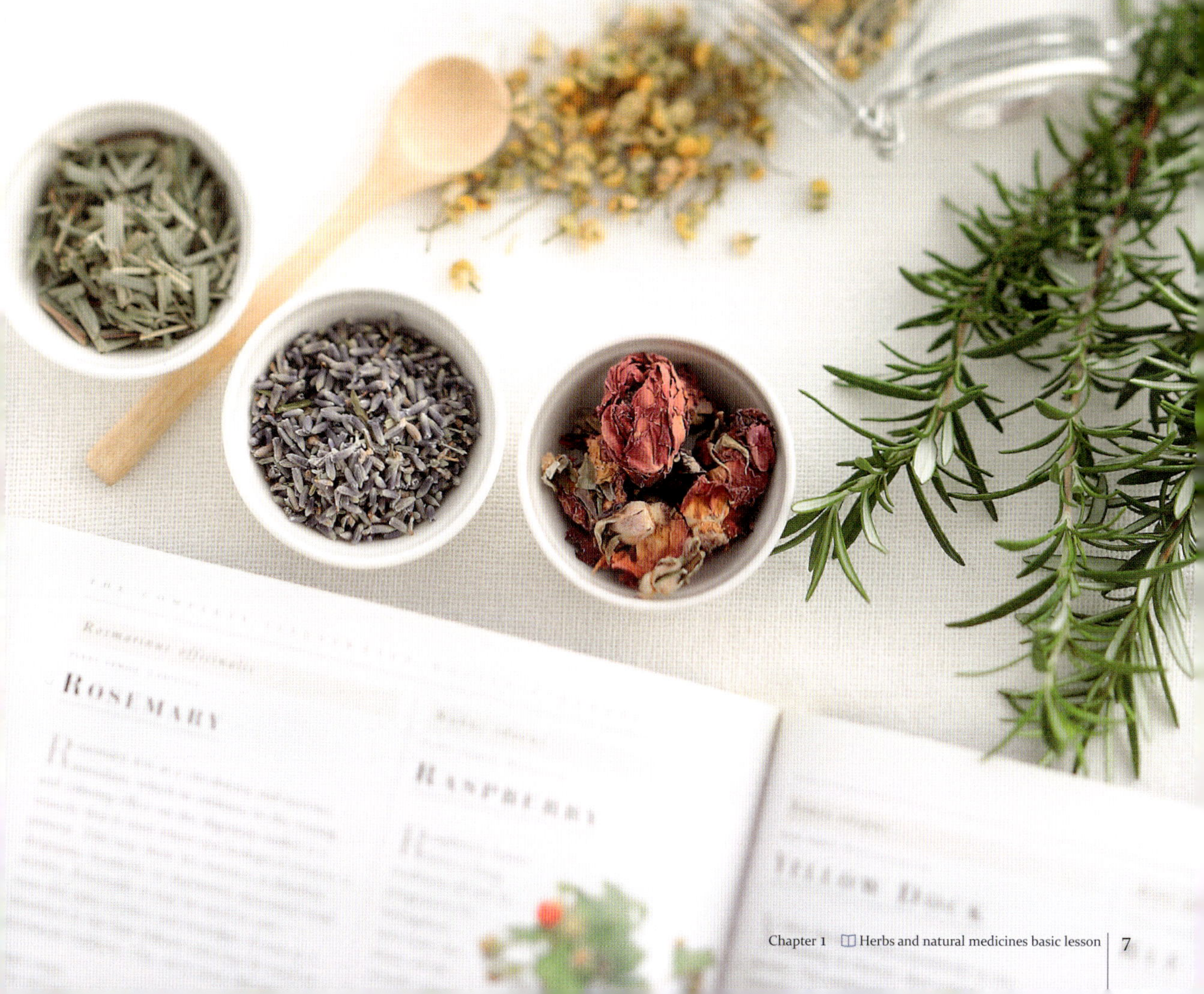

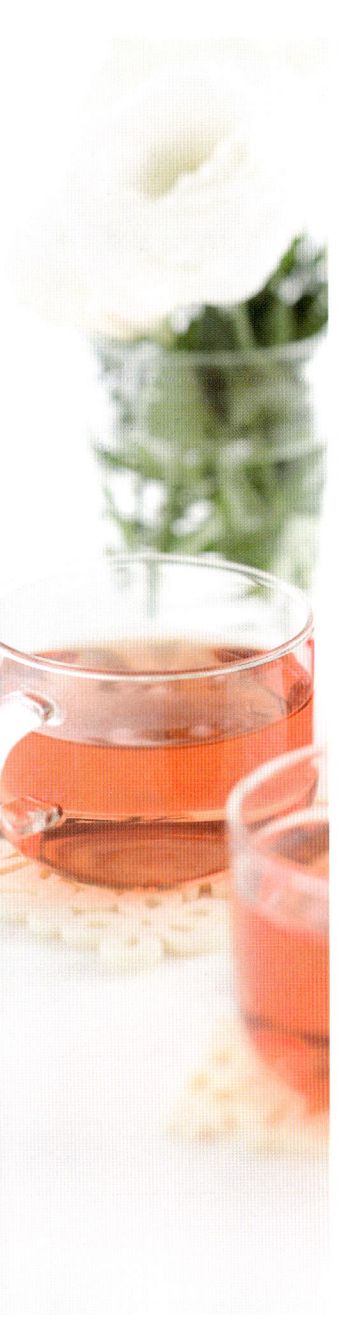

# ハーブってなに？

ハーブには、私たちの心や体を癒してくれる成分が
たくさん含まれています。味と香りを楽しみながら、
その豊かな自然の恵みを日々の生活に役立てることができます。

### ハーブとは、健康や美容に役立つ植物のこと

　本来、ハーブ（Herb）という言葉はラテン語で「草」を意味するヘルバ（Herba）に由来しており、植物全般を指します。現代では「健康や美容に役立つ香りのある植物」という意味で用いられることが多くなりました。その中でも、とくに健康維持のために使うハーブや、ハーブを使った植物療法はメディカルハーブと呼ばれ、広く注目を集めています。メディカルハーブは心と体のバランス調整を得意とし、穏やかに働きかけながら、ストレスを原因とする不調や慢性的な症状など、さまざまな心身の不調を和らげてくれるのです。心身を癒し、健康や美容をサポートするひとつのツールとして、日常生活の中で活用されています。

### 日常の中に取り入れやすい植物療法としてのハーブティー

　ハーブには、フラボノイド、タンニン、ビタミン類、ミネラルなど、健康や美容に役立つさまざまな成分が含まれています。これらの成分は水に溶けるものも多いため、ハーブティーは普段のライフスタイルに気軽にメディカルハーブを取り入れることのできる植物療法のひとつといえます。
　植物療法にはメディカルハーブのほかにもアロマテラピーやフラワーエッセンスなどさまざまなものがあります。その中でもハーブティーは、味や香り以外にも、ハーブごとに違う自然の色を楽しめ、五感で感じることのできる植物療法です。さらにハーブティーは体の健康はもちろんのこと、メンタルケアにも役立ち、生活をより豊かにしてくれる飲み物なのです。

### 味も目的もカスタマイズできるブレンドティー

　ハーブティーは1種類でも心身のケアに役立ちますが、ハーブの成分をより効果的に得られ、さまざまな味のバリエーションを楽しめるのが、数種類のハーブを混ぜたブレンドティーです。ブレンドすることで、自分の体調や目的に合ったハーブ

ティーをカスタマイズすることができますし、1種類では飲みにくいハーブもほかのハーブを混ぜることで、飲みやすくなります。またハーブに含まれた成分が互いに作用し、ひとつの目的に対して相乗効果を得ることができます。

　この本では、ブレンドティーを楽しむためのポイントやレシピをたくさん紹介していますので、より健康に、より美しくなるために、オリジナルのブレンドティー作りに挑戦してみてください。

## 植物から作られた近代医学の医薬品

　その成分のみならず、味や香りで私たちの心を豊かにしてくれるハーブ。近代医学で処方される医薬品とは対極にあるもののように感じますが、実はその医薬品も、植物から発見された成分が元になっているものも多いのです。医薬品は、植物に含まれるさまざまな成分の中から有効成分だけを取り出し、合成して作られます。医薬品は単一成分で即効性があり、特定の症状の緩和を得意としますが、副作用などの問題を抱えているのも事実。一方、メディカルハーブには複数の成分が含まれており、体全体のバランスを整えながら、多角的に穏やかに作用します。

　ただし、穏やかな作用のハーブであっても、飲み方・使い方には注意が必要です。妊娠中、治療中の病気がある場合、体質によっては使用に制限があるハーブもあります。一般的な注意事項を6ページとChapter 3のハーブプロフィールで紹介していますが、不安がある場合は、まずはかかりつけの医師に相談するようにしましょう。

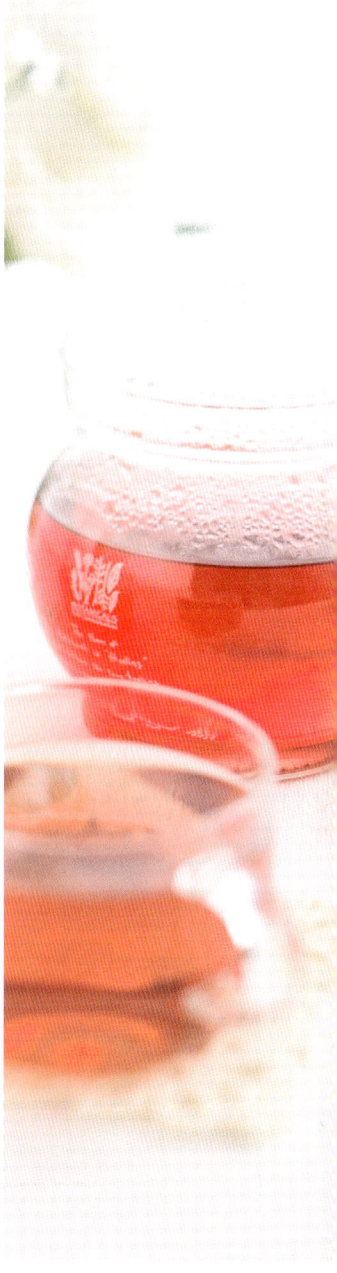

### ドライハーブとフレッシュハーブの違い

　ハーブティーや料理に使うハーブには、生の「フレッシュハーブ」と乾燥させた「ドライハーブ」があります。どちらにも特徴がありますが、メディカルハーブとしてのハーブティーには、ハーブに含まれる健康成分を効果的に抽出できるドライハーブがおすすめです。

| 特徴 | ドライハーブ | フレッシュハーブ |
|---|---|---|
| | ＊成分が凝縮されているので、抽出しやすい。<br>＊年間を通して手に入れやすい。<br>＊品質によっては色・味・香りなどが変わってくる。<br>＊季節感を感じにくい。 | ＊新鮮な香りが楽しめる。<br>＊季節感がある。<br>＊水分含有量が多いため、十分な有効成分を抽出するには、大量のハーブ（ドライハーブの3倍程度）が必要になる。<br>＊ハーブティーにすると青臭さがあり、アクが出たり、えぐみや苦味が強くなったりする場合がある。 |

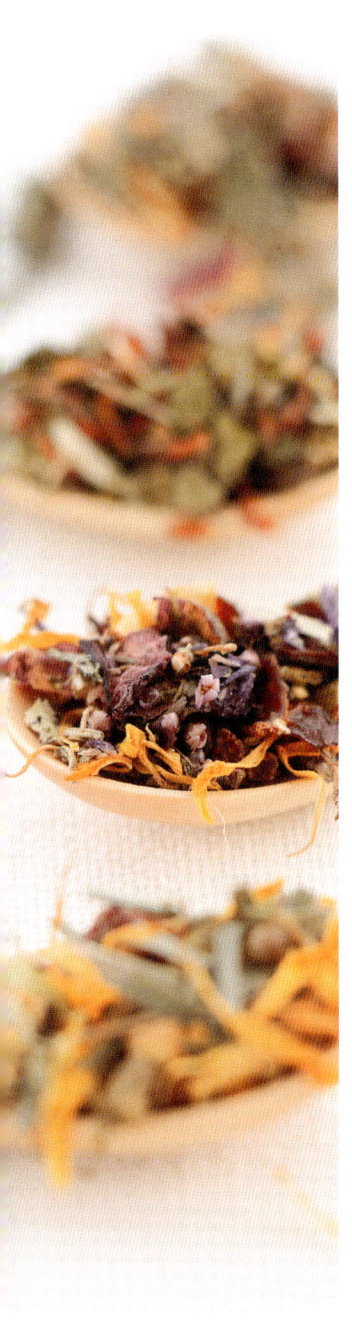

# ハーブと伝統療法の歴史

ハーブは時代や環境に合わせ、
さまざまな方法で私たちの生活に役立てられてきました。
ハーブの長い歴史は、ひとの健康に対する意識の変遷ともつながります。

## 紀元前から始まっていた、ひとと植物のつながり

　ひとと植物との関わりの歴史は、はるか紀元前にまでさかのぼります。すでに紀元前3000年頃のエジプトやメソポタミアの時代には、植物の持つ効能を理解し、没薬（ミルラ）や乳香（フランキンセンス）といった植物が利用されていたという記録も残っているようです。紀元前1700年頃、古代エジプト時代に書かれたパピルスの文書には、すでにアロエ、ジュニパー、ガーリックなど約700種類の植物についての記録があり、ひとが植物をけがや病の治療に役立てていたことがわかります。また、インドで紀元前1000年頃にまとめられた、伝統医療アーユルヴェーダの書物『リグ・ヴェーダ』には、インド特有の植物を中心に、約1000種類の薬用植物についての記載があります。

　このように、ひとは自ら住む土地に生育する身近な植物を生活に利用して生きてきました。そして、それが世界各地のハーブ文化となり、現代に至るまで脈々と受け継がれているのです。日本も同様で、冬至には柚子風呂に入り、端午の節句には菖蒲湯に入るなど、和のハーブが生活に役立てられてきました。私たちの食卓でもおなじみの、紫蘇、生姜、山葵などは、和のキッチンハーブといったところ。カテキンを豊富に含む緑茶も、実はハーブティーといえるのです。

## 植物の効能を書物にした古代ギリシャ・ローマ時代

　古代ギリシャ時代になると、ハーブと医療の関係が体系づけられ、植物の効能についてのさまざまな書物が残されます。医学の祖と呼ばれるヒポクラテスは紀元前400年頃、伝統医療の礎ともいえる「体液病理説」を唱え、約400種類ものハーブの薬効や処方を記録しました。

　さらに古代ローマ時代には、ローマ皇帝ネロの軍医であったディオスコリデスが、自身の著書『薬物誌（マテリア・メディカ）』で約600種類の植物について執筆していますし、博物学者プリニウスは『博物誌』を著しています。このディオスコリデスによる『薬物誌（マテリア・メディカ）』は、その後、薬用植物を学ぶ者にとってのバイブルのような存在となり、長い間活用されてきました。

　これと同じ頃中国では、漢方医療の原点といえる書物『神農本草経』がまとめられています。

## 東西の行き来で発展した中世ヨーロッパ

　10世紀になると、植物療法にとって大きな進歩が成し遂げられます。薬用植物に関する知識はヨーロッパから中東へと伝えられたのですが、ペルシャの医師イヴン・シーナ（アビケンナ）が、錬金術の技術をベースに植物から精油（エッセンシャルオイル）を抽出する蒸留方法を確立させます。このことで、アロマテラピーは大きく発展することになります。

　その後、時を経て、15〜17世紀の大航海時代には、植物療法はさらなる進化を遂げました。多くの船がヨーロッパ、東洋、新大陸を行き来して交流が生まれたことで、さまざまなハーブやスパイスがヨーロッパへと持ち込まれ、それらは伝統療法に生かされ、さらに研究も進められていきます。

　現在、ハーバリストとしてその名を広く知られるウィリアム・ターナー、ニコラス・カルペパー、ジョン・ジェラード、ジョン・パーキンソンなどは、この時代に活躍した人物。このように植物療法を含む伝統療法は、長い間、医学の中心として人々に受け入れられてきました。

## 近代医学が台頭し、伝統療法が衰えた19世紀

　19世紀に入って植物の研究はさらに進みますが、これまでとは違う方向と内容に変化していきます。植物から特定の効能のある成分を分離することが可能になり、化学的な方法で医薬品が開発されるようになるのです。麻酔薬となるコカインや鎮痛剤となるアスピリンなどもその代表例です。さらに病原菌を殺す抗生物質が開発されると、人々の関心は医薬品へと移行していきます。このような即効性を得られる医薬品の発達、近代医学技術の目覚ましい進歩によって、植物療法をはじめとした伝統療法は、次第に影をひそめていくことになります。

## 再び伝統療法が見直された20世紀から現代

　20世紀になると、この近代医学や医薬品に対する人々の考えに変化が見られるようになります。医薬品による薬害や副作用といったことを懸念したり、はっきりとした病名がつけられない不調や、近代医学による治療ではなかなか改善が見られない疾患があることを意識するようになったのです。また、現代人を悩ませるストレスや生活習慣が原因となる不調は、予防することも非常に重要と考えられています。病気にかかる前に自らでケアすることを「セルフメディケーション」といい、そのような予防医学の観点からも、伝統療法が再び見直されるようになっています。

　近代医学と伝統療法のそれぞれの得意分野を生かしながら、疾病の予防や治療を行っていく「統合医療」。近年、この「統合医療」を推進していく動きが世界的に活発になってきました。心と体全体を捉えてバランスを整えていく"ホリスティック"な医療が現代社会には求められているといえるでしょう。

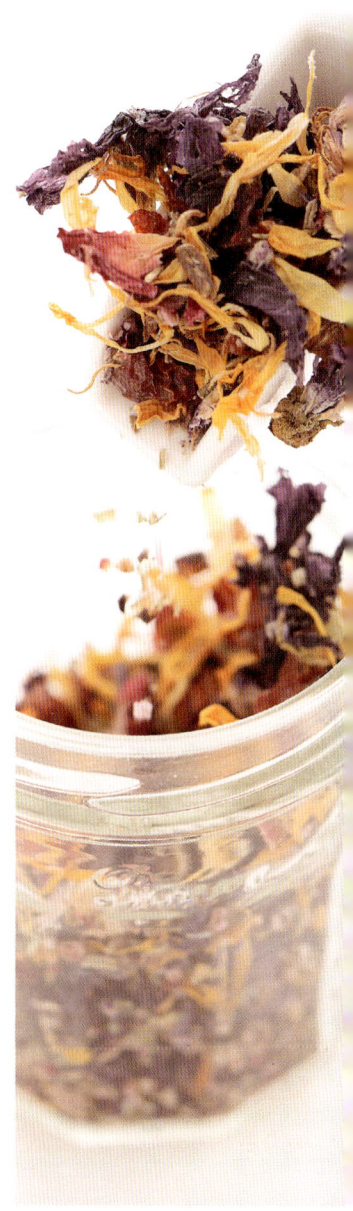

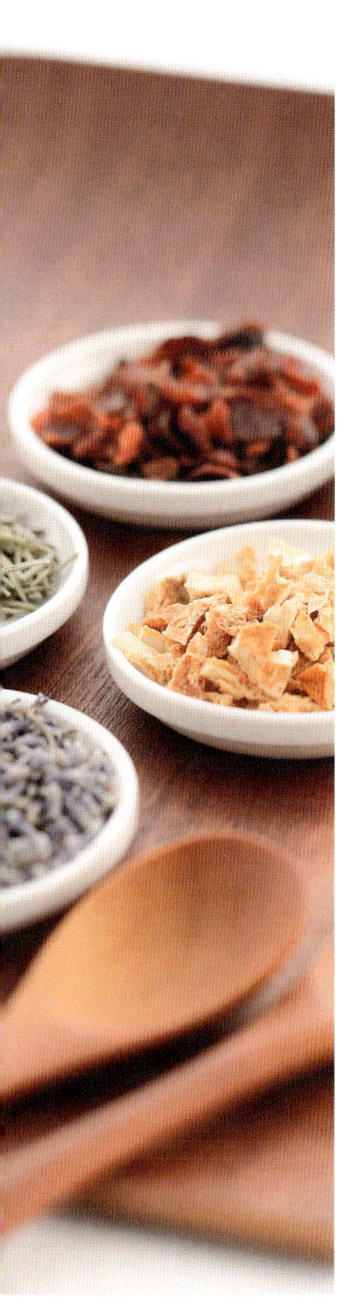

# 伝統療法の中のハーブ療法

ハーブを心身の健康に役立てることは、古くから伝わる伝統療法のひとつ。
伝統療法には「自己治癒力を高め、体全体のバランスを整えることで
心身を良い状態に導く」という考えが根本にあり、
それが最大の特徴でもあります。

### 心と体のバランスを整える、それが伝統療法

　植物療法をはじめとする伝統療法では、病を"人間の心と体のバランスが崩れている状態"と考え、この崩れたバランスを整えることを目的として治療を行ってきました。近年、この伝統療法の考え方が医学的にも捉えられるようになり、"心と体の関係"が研究されるようになっています。

　例えば、ストレスで胃や腸に不調が現れたり、ホルモンバランスが乱れてうつ症状が出たりすることからもわかるように、心と体はつながっていて、そのバランスが崩れることで不調が生じます。"胃の痛み"といった一部分に対処するのでなく、全体を捉えてバランスの回復に導くのが伝統療法なのです。では、その伝統療法のひとつであるハーブ療法が持つ3つの特徴をご紹介しましょう。

##  ハーブ療法の特徴 1　自己治癒力を高める

### 自己治癒力とは、誰もが持つ自ら治そうとする力

　自己治癒力とは、人間や動物が生まれながらに持っている、けがや病気を治す力のこと。神秘的なものや特別なものではなく、誰にでも備わっている力で、自然治癒力とも呼ばれます。生物は皆、病気やけがをしても、常に元の正常な状態に戻し、自分の存在を守ろうとする働きを備えているのです。

### 免疫力をアップして病気にかかりにくい体に

　また、ひとは免疫力が低下することで病気にかかりやすくなります。免疫とは、体内に入った異物から体を守るための防御の仕組みのこと。免疫力は自己治癒力のひとつでもあり、これを高めることは体の不調からの回復を助けるとともに、病気にかかりにくい体づくり、さらには体質改善に役立つといえます。ハーブの多くは、この免疫力を高める働きがあるといわれています。

## 抗酸化のチカラ
ハーブ療法の特徴 2

### 加齢やストレス、環境悪化で増加する活性酸素

人間は、食物によって得られる栄養素と、呼吸によって得られる酸素を体の中の細胞で燃焼させ、それによって生成されるエネルギーで生きています。しかし、栄養素も酸素もすべてが完全燃焼してエネルギーに換わるのではなく、不完全燃焼して物質を発生させる場合もあります。その物質が活性酸素。活性酸素は、年齢を重ねるにつれて多く発生するだけでなく、ストレスや大気汚染などの環境悪化、食品添加物や農薬なども発生原因になることがわかっています。

### 活性酸素を無害化する抗酸化作用

こうした活性酸素を無害化する働きを抗酸化作用、その働きをもつ物質を抗酸化物質（スカベンジャー）と呼びます。ひとの体もSOD（スーパー・オキシド・ディスムターゼ）などの「活性酸素除去酵素」というものを持っていますが、働きが低下したり活性酸素が大量に発生したりすると、抗酸化物質を食品として摂ることが必要になります。多くのハーブに含まれる「フラボノイド」も抗酸化物質のひとつです。

**抗酸化作用が強いといわれるハーブ例**　ローズマリー、セージ、タイム、ホーソン、ルイボスなど

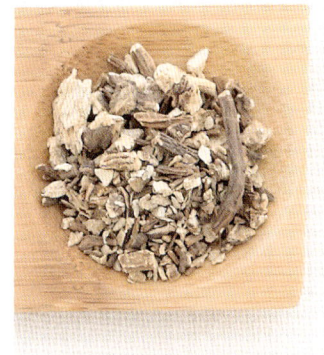

## ビタミン・ミネラルの補給
ハーブ療法の特徴 3

### 体に吸収しやすい状態で栄養を摂取

多くのハーブにはビタミンやミネラル、食物繊維などが含まれ、現代人の食生活の中で不足しがちな栄養素をハーブティーで摂取することができます。ハーブティーに含まれるのは水溶性の成分のみですが、その中にはビタミンCやビタミンB、鉄分やカリウムなど、美容と健康に役立つ栄養素が含まれており、体に吸収しやすい状態で摂取することができます。

### 活性酸素除去のサポート成分

また、ビタミンやミネラルも抗酸化作用に重要な関わりがあります。それらは、SODなどの体内にある活性酸素除去酵素が働くために必要な補酵素として、また補酵素の原料として用いられます。さらに、ビタミンA（β-カロテン）\*、C、E\*などは、それ自身が抗酸化作用を発揮するといわれます。

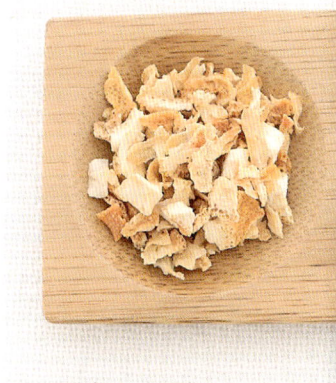

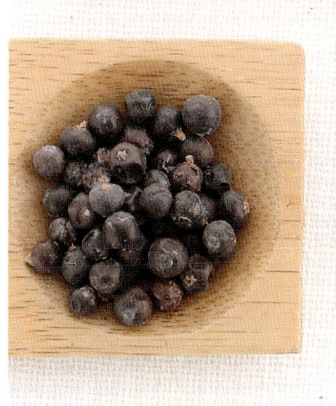

\*ビタミンA、Eは脂溶性ビタミンのため、ハーブティーには抽出されません。

# ハーブの上手な選び方

ハーブティーの効能を得るためには、
品質の良いハーブを購入することがもっとも大切です。
どのような点に注意すれば良いか、チェックポイントを紹介しましょう。

### Check 1 「食品」として輸入されているハーブですか？

ハーブはハーブティーとして飲む以外に、クラフトなどの利用法もあり、すべてが食品としての基準を満たして輸入されているとは限りません。心配な場合は、販売店のスタッフに確認しましょう。

### Check 2 原産国は明記されていますか？

日本国内で販売されているハーブは、海外から輸入されているものが大半を占めます。品質を確認するうえでも、原産国が明記されているものを選びましょう。

### Check 3 学名は明記されていますか？

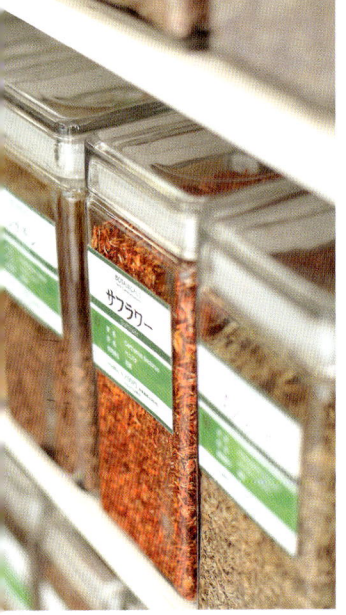

Chapter 3のハーブプロフィールには学名を明記しています。

ハーブは通常、一般名称で表記されていますが、同じ植物でも複数の一般名称があり、販売店によって表記が異なる場合があります。また、よく似た一般名称でも違う種類の植物の場合も。間違わないためにも、「学名」を確認すると確実です。また、商品に「学名」が明記されている販売店で購入することをおすすめします。

### Check 4 使用部位は明記されていますか？

同じ植物でも、「花」「葉」「根」など、使用する部位によって働きも味も異なる場合があります。販売時に「使用部位」が明記されていることを確認しましょう。

### Check 5 植物本来の色や香りがありますか？

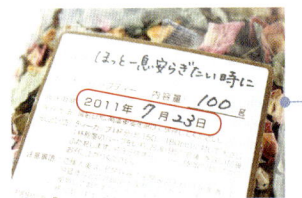

エンハーブでは、購入した際に賞味期限の入ったシールを貼付してお渡しします。

ハーブは天然の植物を乾燥させたものです。植物が本来持っている色や豊かな香りがするか、可能であれば確認しましょう。ティーで使うなら試飲できればベストです。

### Check 6 賞味期限が明記されていますか？

食品であるハーブティーには、もちろん賞味期限があります。賞味期限が明記されているハーブは、きちんと品質管理されていることにもつながります。購入する際に確認するようにしましょう。

#### ティーバッグのハーブティーの選び方

ひとつひとつ個別包装されているもの、または密閉できる保存袋に入っているものを選びましょう。ティーバッグが空気に触れやすい包装になっているものは避けたほうが良いでしょう。

# ハーブの保存方法

せっかくフレッシュなハーブを購入しても、保存状態が悪いと品質が損なわれてしまいます。
正しい保存方法で新鮮さを保ち、美味しいハーブティーを飲みましょう。

### (保存1) 密閉できる容器で保存しましょう

購入したハーブは、ジップ付きの保存袋、プラスチック容器、ガラス瓶などの密閉容器に入れ、空気に触れないようにして保存しましょう。

### (保存2) 冷暗所で保存しましょう

高温多湿や直射日光を避け、冷蔵庫などの冷暗所で保存しましょう。とくに、気温・湿度が高くなる夏場は冷蔵庫での保存が安心です。

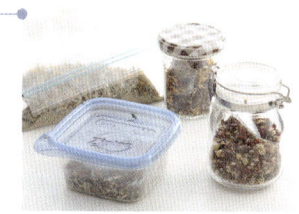

### (保存3) 乾燥剤も一緒に保存容器に入れましょう

購入したときに入っていた乾燥剤も一緒に保存容器に入れるようにします。自分で作ったブレンドティーを保存する場合は、市販されている乾燥剤を準備しておきましょう。

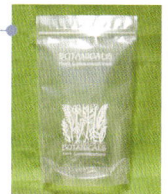

エンハーブでは、密閉できるハーブ専用保存袋を販売しています。

### (保存4) 賞味期限を保存容器に明記しましょう

購入したハーブが入っていた袋に明記してあった賞味期限を、移し替えた保存容器にも書いておきましょう。

---

## シングルティーとブレンドティー どちらを選べばいいの？

1種類のシングルティーと数種類のハーブを使ったブレンドティーは、それぞれに長所があります。ブレンドティーは複数のハーブの相乗効果を得ることができますし、目的に合わせてあらかじめブレンドされているものが多いので、ビギナーには使いやすいといえます。さらには、飲みやすいよう味のバランスも保たれています。シングルティーは1種類でも健康作用を得ることができますが、ブレンドティーにトッピングして、より自分好みの味や目的の効能に近づけるために使用することもできます。

ハーブティーは、継続して飲むためにも味が大切。どちらの方法が自分に合っているか、どのハーブがより目的に適しているか、販売店のスタッフに相談してみるのも良いでしょう。

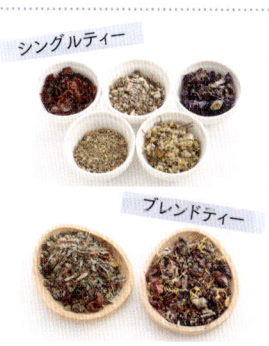

# ハーブティーの美味しい入れ方

美味しいハーブティーを飲むには、
ハーブのセレクトやブレンドと同じくらい、入れ方が大切です。
ハーブを効果的に楽しむポイントを、はじめにマスターしておきましょう。
最近では、ティーポットのほかにも、タンブラーなど茶器もいろいろ。
ライフスタイルや好みに合わせてセレクトしてください。

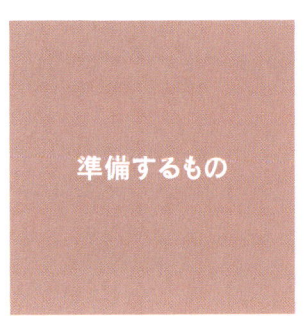

準備するもの

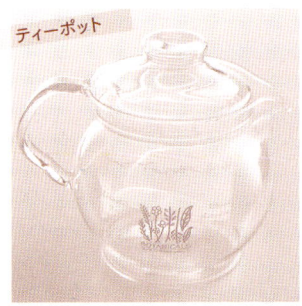

ティーポット

素材はガラス製または陶製のものを選びましょう。ガラス製のものは、抽出している間もハーブティーの美しい色を楽しむことができるので、おすすめです。

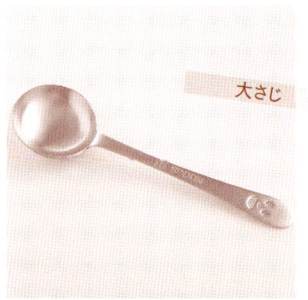

大さじ

ティーカップ1杯（約150〜180㎖）に対し、ドライハーブは大さじすりきり1杯が目安です。

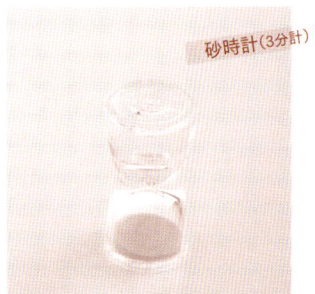

砂時計(3分計)

抽出時間を計ります。花や葉など、軽くて形状が細かいハーブの抽出時間は3分間、実や種など固いものは5分間が目安です。

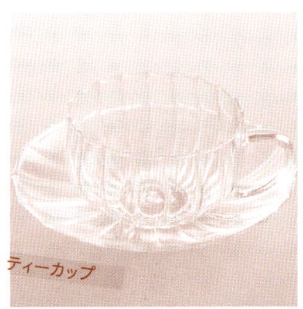

ティーカップ

ティーポット同様、素材はガラス製または陶製のものを選びましょう。

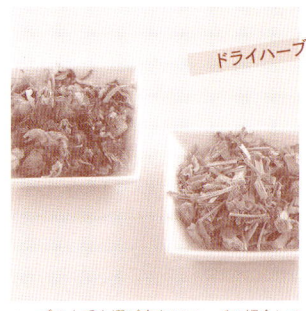

ドライハーブ

ハーブの上手な選び方を14ページで紹介しています。

# ティーポットを使った
# ハーブティーの入れ方

もっともベーシックなハーブティーの入れ方です。
ほかの茶器にも共通する美味しい入れ方のポイントも、まとめて紹介します。

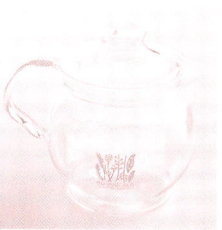

### ① ティーポットにハーブを入れる

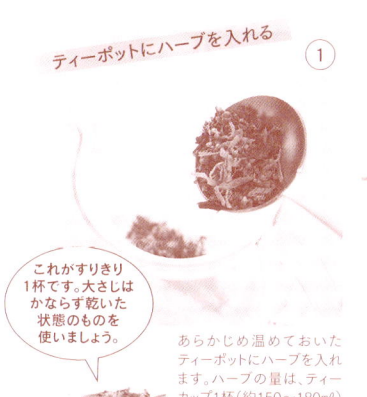

これがすりきり1杯です。大さじはかならず乾いた状態のものを使いましょう。

あらかじめ温めておいたティーポットにハーブを入れます。ハーブの量は、ティーカップ1杯（約150〜180㎖）に対し、大さじすりきり1杯が目安です。

### ② 熱湯を注ぐ

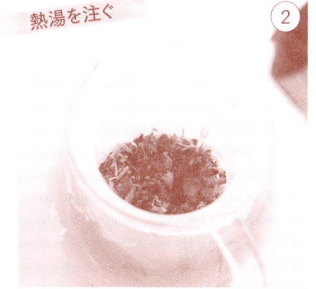

お湯の温度は95〜98℃が適温です。沸騰したら火を止め、ひと呼吸置いたくらいが目安です。

## Lesson

### ハーブティーは1煎目を存分に楽しみましょう

ハーブティーは基本的に、1煎目で体に働きかける成分のほとんどが抽出されてしまいます。体質改善を目的に飲む場合は、日本茶や紅茶のように2煎目、3煎目の飲用はおすすめできません。

＊22ページで飲み終わったあとの茶葉の活用方法を紹介しています。

### ③ 抽出する

お湯を注いだら、すぐにティーポットのふたをして抽出します。抽出時間は花や葉など、軽くて形状が細かいハーブは3分間、実や種など固いものは5分間が目安です。

## Point

抽出したときにふたに溜まった水滴にも、ハーブの香り成分が含まれています。この水滴もポットに戻しましょう。

抽出したら、フィルターはポットから取り出します。茶葉を入れたままにしておくと、苦味や渋みなどが出てしまうので注意しましょう。

### ④ ティーカップに注ぐ

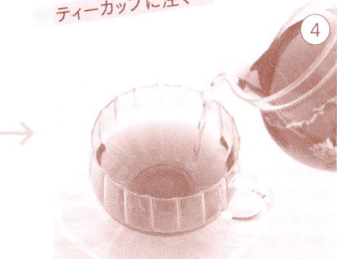

あらかじめ温めておいたティーカップに注ぎます。

# 茶こし付きティーカップを使った
# ハーブティーの入れ方

茶こし付きのティーカップは、毎回入れたてを楽しむことができます。
抽出している間にハーブの香りを逃さないように、
ふた付きのものを選びましょう。

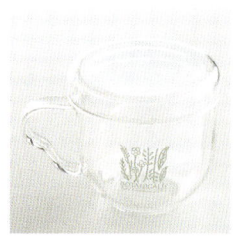

### 準備するもの
- 茶こし付きティーカップ
- 大さじ
- 砂時計（3分計）やタイマー
- ハーブ

### ① ティーカップにハーブを入れる
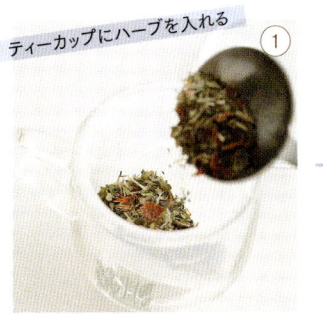

ティーカップにハーブを入れます。ハーブの量は、大さじすりきり1杯が目安です。ティーカップは、あらかじめ温めておくと良いでしょう。

### ② 熱湯を注ぐ
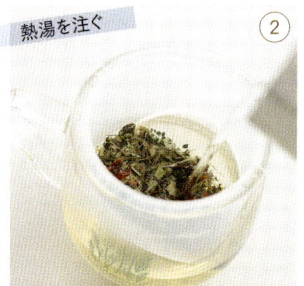

沸騰してひと呼吸置いた熱湯を注ぎます。

### ③ 抽出する
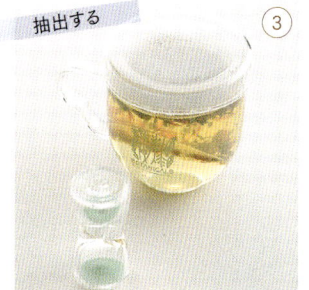

お湯を注いだら、すぐにティーカップのふたをして抽出します。花や葉など、軽くて形状が細かいハーブは3分間、実や種など固いものは5分間が抽出時間の目安です。

### ④ 完成
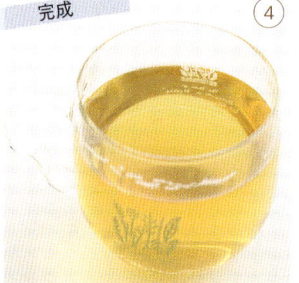

抽出したら茶こしをティーカップから取り外します。ふたに溜まった水滴にもハーブの香り成分が含まれていますから、この水滴もティーカップに戻しましょう。

## Lesson

### ティーポットやティーカップの選び方のポイント

#### ＊茶こしは深いものを

茶こしが浅いと、成分がじっくり抽出できません。できるだけ深いものを選ぶようにしましょう。

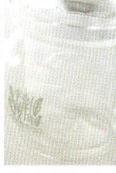

#### ＊茶こしは目の細かいものを

茶こしは、できるだけ目の細かいメッシュ状のものを選ぶようにしましょう。ハーブティーの茶葉は細かいものもあるため、茶殻が出てしまうと舌触りも悪くなり、飲みづらくなります。

Chapter 1　ハーブと伝統療法の基礎知識

## 茶こし付きタンブラーを使ったハーブティーの入れ方

オフィスや外出先でも気軽に使えるタンブラー。
茶こし付きなら、ハーブティーを簡単に入れられて、さらに便利です。

＊エンハーブのオリジナルタンブラーを使用して説明しています。

**準備するもの**
- 茶こし付きタンブラー
- 大さじ
- 砂時計(3分計)または タイマー
- ハーブ

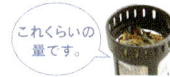
これくらいの量です。

### ① 茶こしにハーブを入れる
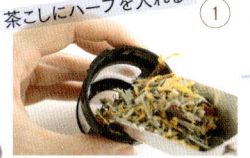
茶こしの8〜9分目までハーブを入れます。

### ② 茶こしの内ぶたをセットする
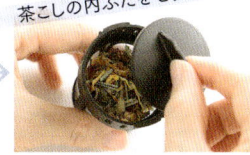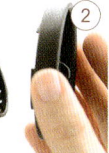
茶こしに内ぶたを落とし、カチッと音がするまでアダプターにしっかりセットします。

### ③ 熱湯を注ぐ
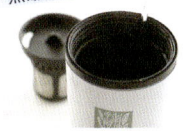
茶こしがしっかり浸かる程度の熱湯を注ぎます。入れ過ぎると、茶こしを入れた際にお湯があふれるので注意しましょう。

### ④ 茶こしを湯の中に入れる
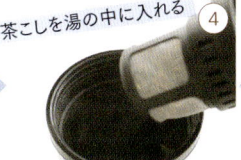
②の茶こしをタンブラーの中の湯に浸します。

### ⑤ 抽出する
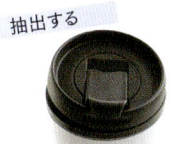
お湯を注いだら、風味を逃さないようにタンブラーのふたを置き、約3〜5分間を目安に抽出します。

### ⑥ 茶こしを取り出す
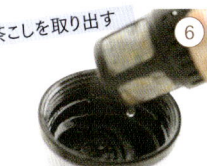
茶こしをティーカップから取り出したら、完成です。

## デイポットを使ったハーブティーの入れ方

4〜5杯分(約800ml)を1回の手間で入れられるポットです。
1日分の量をまとめて作ることができるうえ、
そのまま冷蔵庫に入れればアイスティーもできる便利アイテムです。

＊エンハーブオリジナルの"デイポット"を使用して説明しています。

**準備するもの**
- デイポット　● 大さじ
- 砂時計(3分計)または タイマー　● ハーブ

### ① 茶こしにハーブを入れる
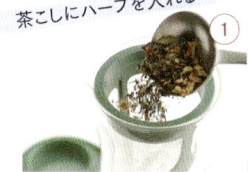
茶こしに大さじ4〜5杯のハーブを入れます。茶こしの下半分程度が目安量です。

### ② 熱湯を注ぐ
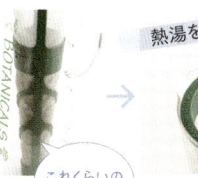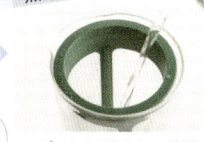
これくらいの量です。
ハーブのかさがあるので、熱湯の量は800mlギリギリではなく多めに注ぎます。

### ③ 抽出する
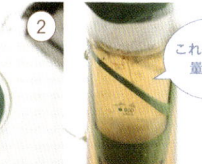
ポットのふたを閉め、3〜5分間を目安に抽出します。

### ④ 茶こしを取り出す
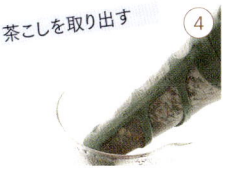
茶こしをポットから取り出して完成です。茶葉を入れたままにしておくと、苦味や渋みなどが出て味が損なわれるので、注意しましょう。

**Advice!**
アイスティーにしたいときはお湯で抽出してから粗熱を取り、冷蔵庫で冷やしましょう。

**Point**
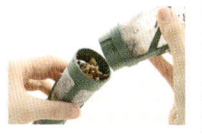
デイポットのおすすめPOINT
フィルターは二分割できるので、掃除も簡単です。

# ハーブのブレンド方法

ハーブはブレンドすることで、相乗効果が得られたり、
より自分の好みに合った味を楽しむことができたりと、楽しみが広がります。
自分でブレンドを楽しむときのプロセスとそのポイントをご紹介しましょう。

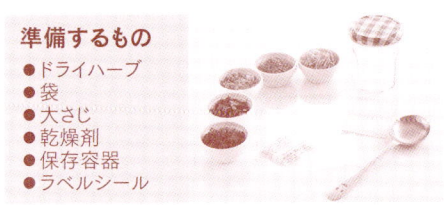

**準備するもの**
- ドライハーブ
- 袋
- 大さじ
- 乾燥剤
- 保存容器
- ラベルシール

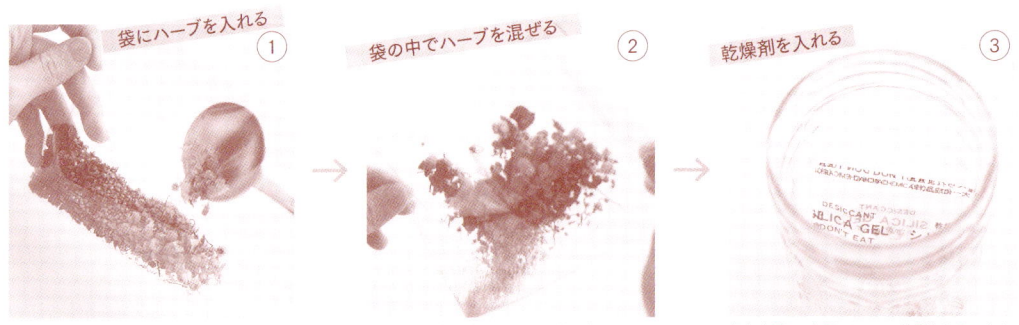

**① 袋にハーブを入れる**
清潔な袋を用意し、ブレンドしたいハーブを入れます。

**② 袋の中でハーブを混ぜる**
袋の中に空気を含ませて、口を数回折って手で押さえ、袋を振ってハーブを混ぜます。

**③ 乾燥剤を入れる**
保存容器に、市販されている乾燥剤を入れます。

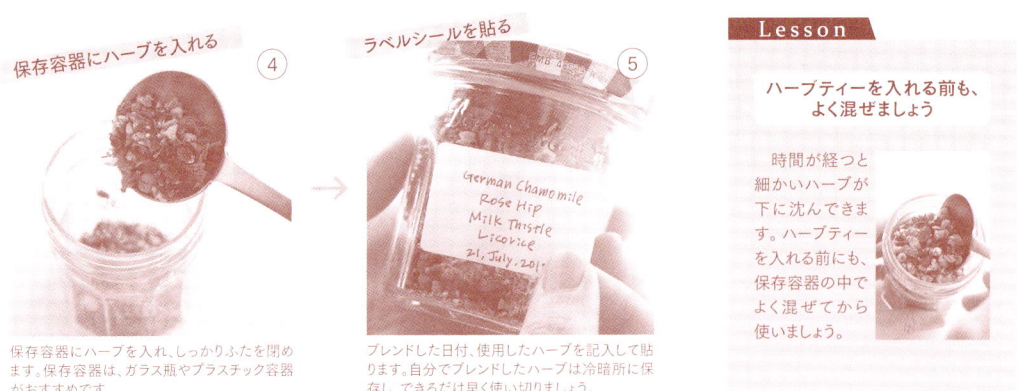

**④ 保存容器にハーブを入れる**
保存容器にハーブを入れ、しっかりふたを閉めます。保存容器は、ガラス瓶やプラスチック容器がおすすめです。

**⑤ ラベルシールを貼る**
ブレンドした日付、使用したハーブを記入して貼ります。自分でブレンドしたハーブは冷暗所に保存し、できるだけ早く使い切りましょう。

---

**Lesson**

**ハーブティーを入れる前も、よく混ぜましょう**

時間が経つと細かいハーブが下に沈んできます。ハーブティーを入れる前にも、保存容器の中でよく混ぜてから使いましょう。

# 甘味を加えたいときのアドバイス

ちょっと甘味が欲しいときは、ステビアやはちみつを加えるのがおすすめ。
自然の甘味とハーブとのハーモニーを楽しみましょう。

### はちみつ

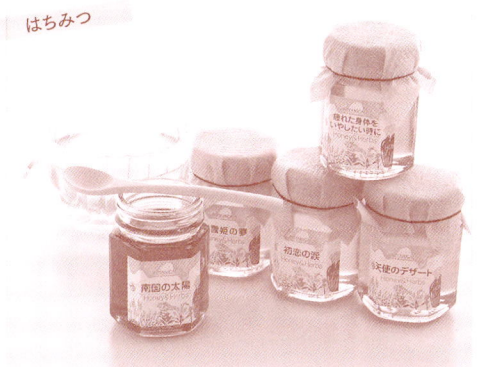

ハーブと相性の良い甘味料といえば、やはりはちみつ。ハーブ本来の味を妨げない、まろやかな甘さが加わります。エンハーブでは、ハーブ抽出エキス入りのはちみつを販売しています。ハーブティーに甘味とコクがプラスされ、新しい美味しさが生まれます。

### ステビア

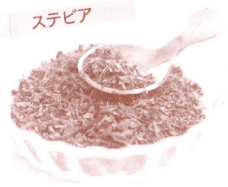

ステビアの葉は、ショ糖の100倍以上の甘味を持つといわれています。甘味が欲しいときや渋みが強いときは、ステビアを少しブレンドしてみましょう。ぐんと飲みやすくなります。ほんの少量でも十分な甘味があるので、入れ過ぎには注意しましょう。

### Lesson

#### 甘味の強いハーブを活用しましょう

エルダーフラワー、オレンジ、ジャーマンカモミール、フェンネル、リコリスなどは、Chapter 3のハーブプロフィールにある味のチャートで「甘味4または5」のハーブ。これらのハーブをブレンドに加えるのも甘味のあるティーにしたいときには良い方法。ほかにも甘い香りを持つリンデンやシナモンを加えるのもおすすめです。

### エンハーブのブレンドティーの甘味について

エンハーブのブレンドティーには、砂糖などの甘味料は一切使用していません。ほかに甘味を感じるブレンドティーには、ステビアやリコリスなど甘味のあるハーブを利用しているほか、フルーツフレーバーを使用しているものもあります。これは乾燥リンゴに果汁を染み込ませた、エンハーブオリジナルの商品。ストロベリー、ラズベリー、ピーチなど全部で10種類あり、フルーツ果汁の自然の甘味や酸味をプラスすることができます。自分でブレンドティーを作る場合には、このフルーツフレーバーを購入して使うこともできるほか、フルーツジュースを加えるという方法もあります。118ページではジュースとハーブティーをミックスしたドリンク類を紹介していますので、参考にしてください。

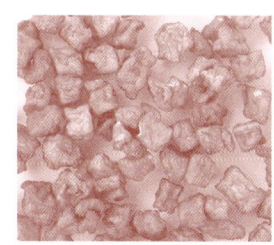

乾燥リンゴにイチゴの果汁を染み込ませたストロベリーフレーバー。

# 飲み終わったあとの茶葉の活用方法

ハーブティーを入れたあとの茶葉を捨ててしまうのはもったいない。
茶葉に残っているハーブの香りや性質を生かして、再利用しましょう。

### お風呂に使ってハーブバスに

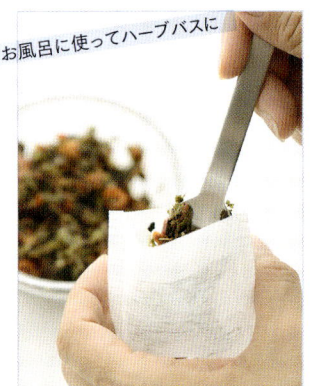

残った茶葉を木綿の布やお茶パックに入れてバスタブのお湯に入れれば、ハーブバスになります。お気に入りの精油を加えたり、バスソルトと混ぜたりして使うのもおすすめです。

＊ハイビスカスやサフラワーなど色の濃いハーブは、浴槽に色がつく可能性があるので注意しましょう。フルーツフレーバー（21ページ参照）もハーブバスには向いていません。

### 芳香剤、消臭剤に

ハーブティーを入れたあとでも、茶殻からはほんのりいい香りが漂うので、芳香剤になります。乾いていく途中は周囲の臭いを吸収する消臭効果も期待できるため、ナチュラルな消臭剤としても活躍。乾いた茶殻を小袋に入れてサシェのように使ってもOK。精油を数滴垂らせば、さらに効果的です。

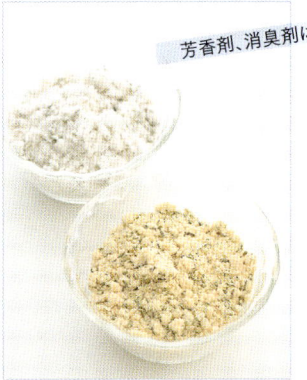

重曹と混ぜて使うのもおすすめ。手前はローズマリーの茶葉、奥はラベンダーの茶葉と重曹を混ぜたもの。

### ローズヒップはスイーツ風に

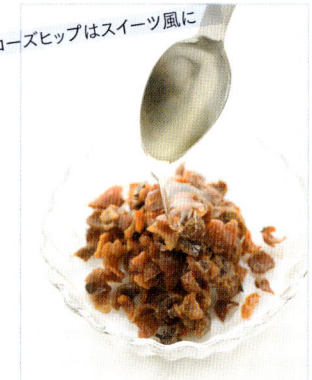

フルーティーな味のローズヒップは、ちょっとしたアレンジでスイーツ風に楽しめます。はちみつをかけるとほんのり甘く、アンズのような風味に。裏ごしすればジャムのようになり、トーストにつけたり、ヨーグルトに入れたりして食べることができます。

### 庭の土に撒いて肥料に

そのまま植物のまわりの土に撒けば、肥料代わりになります。植物を自然に返す、とてもエコな活用方法です。

＊土に撒くときには、植物の根元に近い部分は避けるようにしましょう。

### Lesson

#### ハーブの持つ自然の恵みで植物を元気に

自然の恵みが詰まったハーブ。飲み終わったあとの茶葉にも、その自然の恵みとパワーは残っており、肥料に使うことで植物がそれを吸収して元気になります。ミルクシスルなど種子を使ったハーブの場合は、飲み終わった茶葉を土に撒いたあと芽が出たという話も。それだけ生命力に溢れているのですね。

# Chapter 2
# 美味しいブレンドティーレッスン

*Herb tea blend lesson*

ハーブティーは複数のハーブをブレンドすることで、
相乗効果が得られるだけでなく、味もまろやかになり、
より美味しく飲むことができます。
たくさんのハーブの中からセレクトして、
自分の好みに合ったオリジナルブレンドを作るプロセスは、
ハーブティーの新たな楽しみになるはず。
いろいろなアレンジを加えながら、
あなたのベストブレンドを見つけてください。

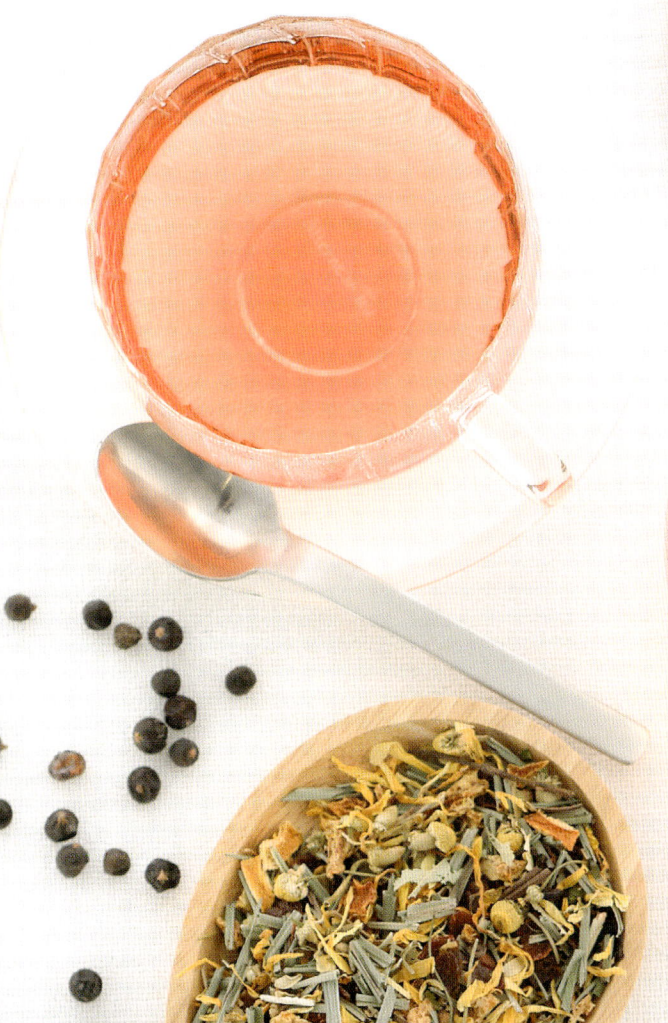
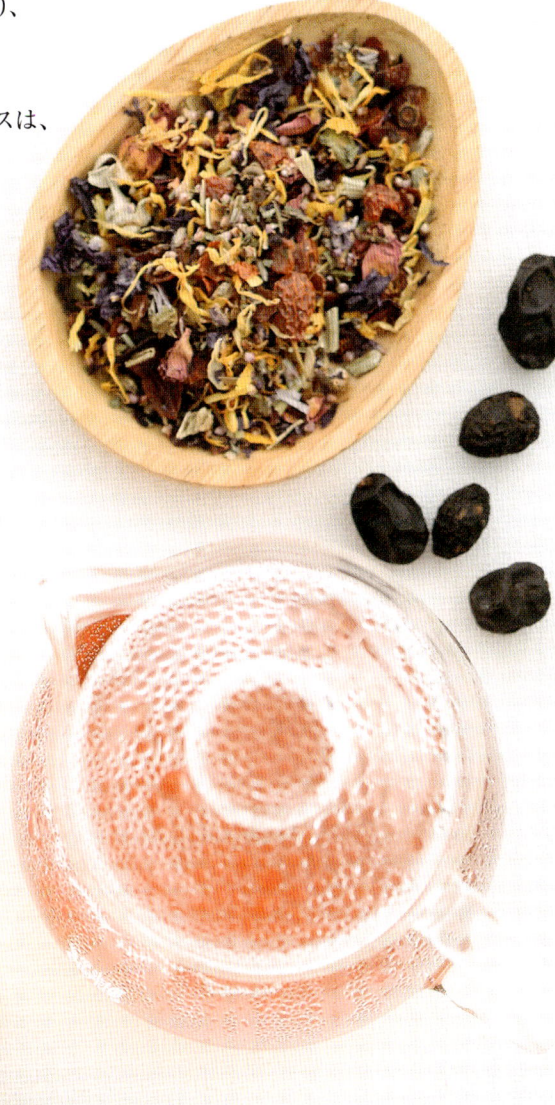

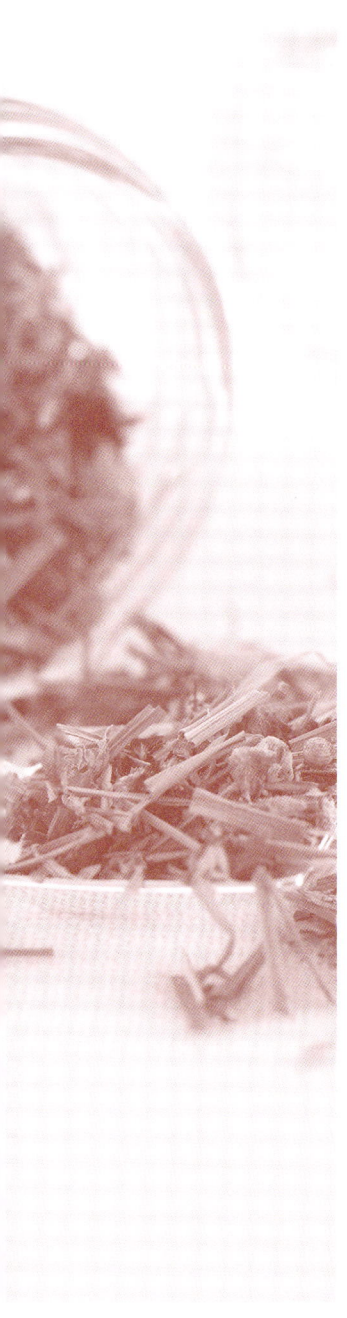

# ブレンドティーはなぜいいの？

個々のハーブはそれぞれに働きがあり、
1種類で美味しく飲めるものもありますが、ブレンドすることで
より目的に合った、自分好みの味のハーブティーになります。
健康作用をアップさせながら美味しいハーブティーを楽しみましょう。

### メリット1　より飲みやすく、さらに美味しくなります

　シングルハーブ1種類だけでは飲みづらいハーブも、複数のハーブとブレンドすることで飲みやすくなります。「美肌のためにこのハーブを飲みたいけれど、ちょっと酸っぱい……」といった場合は、甘味や旨みのあるハーブをプラスすれば、ぐんと飲みやすい味になるはずです。ハーブティーを健康や美容のために役立てるのであれば、無理をしないことが大切。好きではない味を我慢して飲むのではなく、飲みやすい味にアレンジして続けましょう。

### メリット2　健康作用がさらにアップします

　複数のハーブを組み合わせることで、ひとつの目的に対して異なるアプローチができます。さらに個々のハーブの成分が互いに作用して、相乗効果が期待できます。
　例えば……

＊「ジャーマンカモミール＋パッションフラワー」の組み合わせ

　ジャーマンカモミールには、「消炎作用、鎮痛作用、発汗作用、リラックス作用」があり、パッションフラワーには「鎮静作用、精神安定作用」があります。この2種類を組み合わせることで、リラックスの働きはアップし、眠りの悩みに応えるブレンドになります。

＊「ハイビスカス＋ローズヒップ」の組み合わせ

　ハイビスカスはクエン酸を含み、ローズヒップはビタミンCを含むハーブ。この2種類をブレンドすることで、クエン酸がビタミンCの吸収を促進します。

### メリット3　習慣的に飲めて、体質改善に役立ちます

　ブレンドすることで、より自分好みの味、より美味しい味を作ることができるため、習慣的に飲み続けることが可能に。毎日飲むことで体質改善となり、自己治癒力がアップ。その結果、精神面と肉体面両方の新陳代謝に効果が期待でき、心身のバランスを整え、治りにくい症状の改善につながります。

# 継続して飲むと、なぜ体にいいの？

ハーブの心や体への働きは穏やかで、
ひとが本来持つ力を引き出しながらゆっくりと作用します。
毎日の習慣として続けて飲むことで自己治癒力を高め、
体質改善へと導き、体の内側からより健康に、より美しくなれるのです。

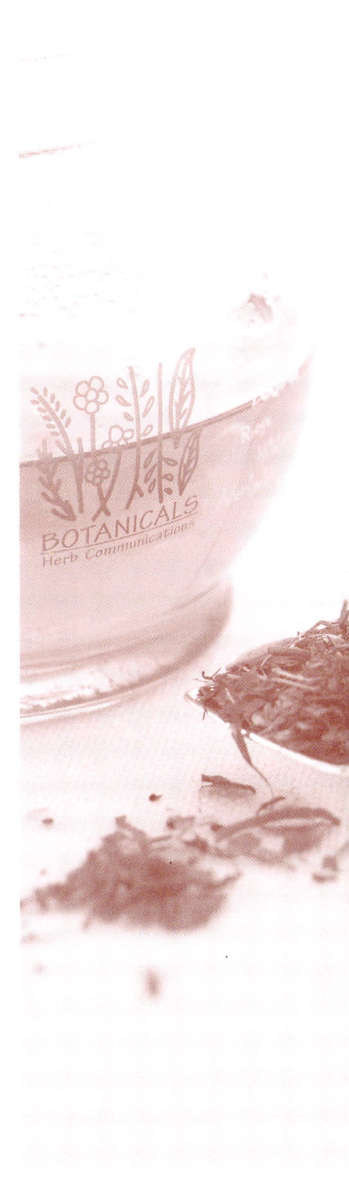

## 1日3〜4回、まずは3ヵ月続けて飲んでみましょう

　ハーブには、自然の豊かな恵み、そしてさまざまなチカラが詰まっています。それは確かでありながらとても穏やかなもの。だからこそ、子供から年配の方まで、安心してハーブティーを飲むことができるのです。ハーブの健康作用を実感するには焦りは禁物。無理せず、継続して飲むことが大切です。

　そのため、エンハーブでは、ティーカップ1杯のハーブティーを1日3〜4回、まずは3ヵ月間続けて飲むことをおすすめしています。それには、人間が1日に必要な水分摂取量、細胞が生まれ変わるサイクルが深く関係しています。

## 1日に必要な水分をハーブティーで摂取

　人間は、発汗、排尿・排便、呼吸などで、1日平均2.5ℓの水分を排出しているといわれています。それに対し、通常の食事で摂取している水分は約700mℓ。また、体内で食べ物を分解してエネルギーに換える際に、代謝水と呼ばれる約300mℓの水分ができます。残りの約1.5ℓが、1日に飲料として摂取が必要な水分量。それをハーブティーに置き換えれば、日常生活で必要な水分を摂りながら、健康や美容の維持にもつながるというわけです。

## 細胞の生まれ変わりとともにハーブの健康・美容作用を実感

　人間の体は、約60兆個、200種類以上の細胞から成り、この細胞は常に代謝して生まれ変わっています。その周期は年齢や環境によって多少の違いはありますが、3ヵ月間で、全身に酸素を届ける赤血球など、多くの細胞が生まれ変わるといわれます。人間の肌の細胞が生まれ変わるサイクル、ターンオーバーは28日周期。まずは肌のターンオーバーと同じ約1ヵ月間、ハーブティーを飲み続けてみましょう。浄化期間であるこの1ヵ月で体の中に溜まったものをきれいにリセット。2ヵ月目は吸収期間。リセットされた体に、染み込むようにハーブの恵みが入っていきます。そして3ヵ月目は実感期間。このようなリズムで無理なく楽しみながらハーブティーを長く飲み続けることで、ハーブによる健康・美容作用を実感できるでしょう。

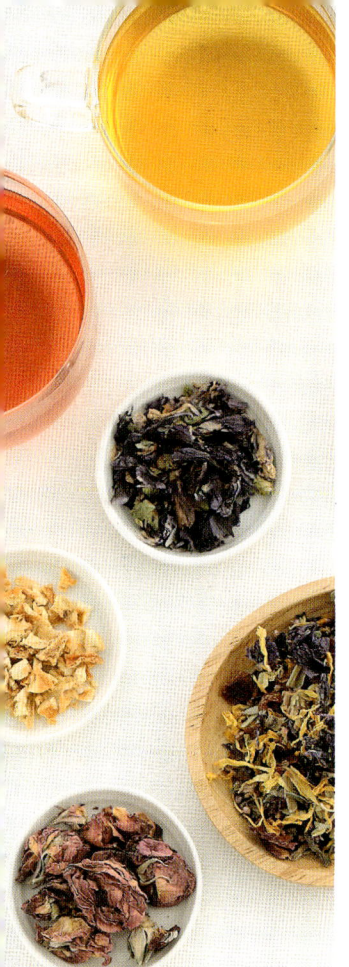

# 美味しいブレンドティーの作り方アドバイス

美味しいブレンドティーを作るには、いくつかのコツがあります。
実際にブレンドを始める前に、そのポイントをチェック。
基本を押さえたら、あとは好みに合わせてアレンジを楽しみましょう。

### Point 1 第1のコツは、味のチャートを活用すること

この本のChapter 3では、65種類のハーブのプロフィールを詳しく紹介しています。その中で、ブレンドの強い味方となるのが、味のチャート。ハーブの味を「甘味」「酸味」「渋み」「苦味」「旨み」それぞれ5段階に分けて表しています。このチャートを参考にしながら、味を調整していきましょう。

### Point 2 味の主役となるハーブを決める

数種類のハーブをブレンドして、まったく違う味を作り出すというより、どれか1種類のハーブを主役に決め、それにほかのハーブを加えてアレンジしていくのが失敗しないコツ。とくにビギナーは、この主役のハーブを自分の好きな味のハーブにすると、上手にブレンドできます。

### Point 3 苦味の強いハーブばかりを使わない、使う場合も量は控えめに

味のチャートを見て、「苦味」のポイントが高いハーブばかりを使うと、飲みにくい味になるので要注意です。苦味の強いハーブを使う場合は、ほかのハーブより量を控えめにしましょう。

### Point 4 「苦味」と「酸味」はケンカしやすいので、主役はどちらかに

「苦味」と「酸味」はどちらも主張の強い味。苦味の強いハーブと酸味の強いハーブをブレンドする場合は、同じ量を使うのではなく、どちらか一方を柱にして、もう片方の量は控えめにしましょう。

### Point 5 好きな味のハーブを2〜3種類常備しておく

ブレンドして、あまり好みの味と思えない場合は、自分の好きな味のハーブを加えると、ぐんと美味しく感じます。

### Point 6 味のバランスが悪いと感じたら「旨み」の強いハーブをプラス

味のチャートを見て「旨み」が強いハーブを加えると、味全体にまとまりが出て、まろやかで飲みやすい味になります。

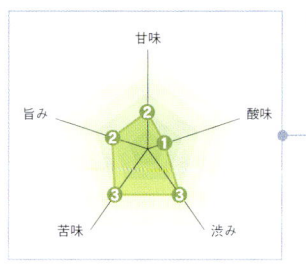

エキナセアの味のチャート

# 目的別
# オリジナルブレンドティーの作り方

では、実際にオリジナルのブレンドティーを作るには、
どのような方法で行えばいいのでしょうか。
エンハーブのブレンドティー開発者が、そのプロセスを詳しく伝授します。

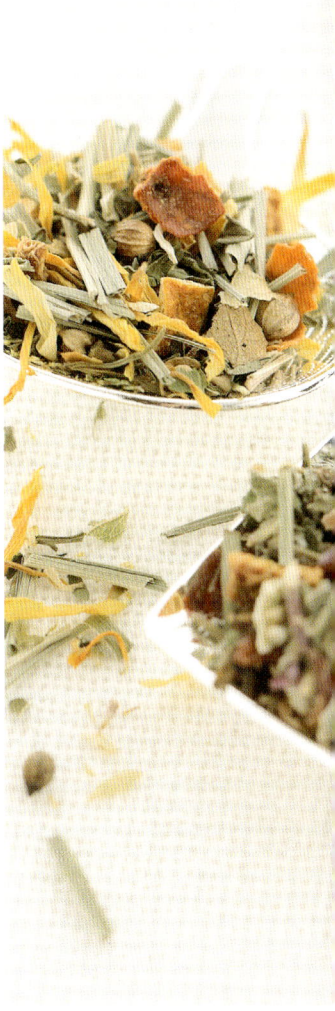

### Step 1 目的を決める。ポイントは欲ばり過ぎないこと

改善したいと思っている心身のトラブルなどを考慮し、どのような目的のブレンドティーを作りたいかを決めます。ただし、あれもこれもと目的を欲ばり過ぎないことが大切。「リラックスして、ぐっすり眠りたい」はOKですが、「ぐっすり眠り、鼻炎を抑えて、ニキビを治し、おなかまわりをすっきりさせる」など、いくつもの目的を一度に叶えようとすると、使うハーブも選びづらく、良いブレンドが作れません。一番に何をしたいかを考え、目的を絞りましょう。

### Step 2 目的に合った働きを持つハーブを選ぶ

Chapter 3のプロフィールや30～31ページのブレンドに役立つ目的別ハーブのリストなどを見ながら、目的に合った働きを持つハーブを選びます。

### Step 3 ブレンドの主役となるハーブを決める

Step 2で選んだハーブの味のチャート（26ページ参照）を見て、好みの味と思われるハーブ1～2種類を主役に決めます。それぞれのハーブの香りを確認するのも良い方法です。このとき、どんな味のブレンドティーを作りたいのか、味のゴールをイメージすると良いでしょう。

### Step 4 ハーブを混ぜる

ブレンドするハーブは3～5種類からスタートしましょう。慣れてきたら、増やしていきます。主役に選んだハーブは多めに、そのほかのハーブはやや少なめにブレンドしましょう。

＊ハーブのブレンド方法は20ページをご覧ください。

### Step 5 試飲する

まずは試飲してみます。このあとは26ページを参考に、プロフィールのチャートを見ながら配合率を変えたり、使うハーブを変更したりして、味の調整をしましょう。

ブレンドノートを作って使用したハーブ名や量、飲んだ感想などを記入しておくと、オリジナルレシピ集として活躍します。

# ハーブティーなんでもQ&A

ハーブティーを生活に取り入れ始めたビギナーからよく寄せられる質問や疑問に、エンハーブの商品開発者がお答えします。

**Q** 以前作ったブレンドを、最近買ったハーブで作ってみたら、同じ分量なのになんだか味が違うみたい……。

**A** 自然の中で育つハーブは、収穫時期や産地によって色や風味が異なる場合があります。味や香りが弱い場合は使用する量を増やすなど、微調整をして味を調えましょう。

**Q** 自宅でハーブを育てているのですが、ハーブティーに入れてもいいですか？

**A** まずは、園芸用のハーブではなく食用のハーブであることを確認しましょう。購入時についているラベルなどで、学名を確認するのが確実です。よく洗ってフレッシュのまま使用するか、もしくは1週間ほど天日干ししてドライになったものを使用します。ハーブティーに入れるハーブを栽培する際は、害虫駆除剤などは使用しないようにしましょう。

**Q** ハーブティーは継続して飲むことが大切だと聞きました。同じ味だと飽きてしまうのですが、同じブレンドを飲み続けなくてはだめなのでしょうか？

**A** 体質改善のためには、その目的に合ったハーブティーを継続して飲むことが実感につながります。しかし、ハーブティーにまだ親しみのないビギナーは、続けて飲むことができるか不安なもの。

まず、最初の1ヵ月は自分の好みの味を見つけ、ハーブティーを飲む習慣づけをする期間と考えたらいかがでしょうか。この間に、いくつかのハーブティーを試し、好みの味を探したり、無理せず続けられる自分なりのスタイルを見つけてください。

また、ひとつの目的でも別のハーブを使って味の違ったブレンドを作ることもできます。いろいろなアプローチで、自分に合ったブレンド作りに挑戦してみましょう。

**Q** どれくらい飲み続ければ効果が出てくるのでしょうか？ 本当に効果はあるのですか？

**A** ハーブティーは食品ですので、医薬品のように急激に体への影響を及ぼすものではありません。1杯飲んで、体が温まったり、気持ちがリラックスしたりと心地よさを感じることもできますが、継続して飲むことで体の変化を実感することができるでしょう。変化を実感するまでの期間は体質などによって個人差がありますが、まずはしっかり1ヵ月間続けることがおすすめです。

**Q** ハーブティーは水出ししてもいいですか？

**A** 水出しで飲まれるハーブティーもありますが、エンハーブではハーブの持つ自然の風味を生かすため、化学的処理を行っていないため、熱湯での抽出をおすすめしています。アイスティーを入れる場合も熱湯抽出したものを冷やすようにしましょう。

#### Q ハーブティーは作り置きできますか？

A 入れたてのハーブティーは香りも高く、風味も豊かで一番美味しく飲むことができます。ただ、1日に何度もハーブティーを作ることが難しいような場合は、デイポットなどで1日分の量をまとめて作ることもできます（19ページ参照）。マイボトルに入れて持ち歩き、外出先で飲むのもおすすめ。すぐに飲まない分はかならず冷蔵庫で保存し、1日以内に飲み切るようにしましょう。

#### Q ブレンドしてはいけないハーブの組み合わせはありますか？

A ハーブの働きの面では、目的が相反するハーブ同士（例：興奮のハーブと鎮静のハーブ）のブレンドはあまりおすすめできません。例えば、夜はぐっすり眠り、日中はシャキッとしたいという場合には、ひとつのブレンドにせず、それぞれ別のブレンドを作るほうが良いでしょう。
風味の相性の面では、Chapter 3 で紹介している個々のハーブプロフィールを見て、味を想像しながら作るのが良いでしょう。苦味の強いハーブと酸味のあるハーブなどは、美味しく作るのが難しい組み合わせです。ぜひいろいろなブレンドを試して味を確認してみてください。

#### Q 飲む回数やタイミングに決まりはありますか？

A ハーブティーは薬ではありませんので、とくに決まった飲み方はありませんが、一度に大量に飲むよりも数回に分けて飲むほうが良いでしょう。一番習慣にしやすいタイミングで、生活に取り入れてみましょう。

#### Q ハーブを粉にして飲んでもいいですか？

A 小さくカットされているハーブはそのままで十分に美味しいハーブティーが抽出できます。カットされていないホールの状態のハーブは少し砕いてから使用すると良いでしょう。実のハーブなどは潰して使うと効率良く抽出できます。
ミルなどで粉砕して使用することもできますが、粉にしたハーブは風味が飛びやすくなるので、使う直前に粉砕するようにしましょう。また、渋みや苦味が強くなるなど、味や香りにも違いが出る場合があるので量を加減して使うようにしましょう。

#### Q きれいな赤色のハーブティーを作るにはどうしたらいいですか？

A 赤い色のハーブティーにするには、ハイビスカスを使いますが、入れ過ぎると、酸味が強くなるうえ、赤色も濃くなってしまいます。透き通った赤色のハーブティーにするためにはハイビスカスの量は少なめにしましょう。

#### Q 漢方は煎じて飲みますが、ハーブティーも煮出して飲んでもいいですか？

A ハーブティーは熱湯に浸すだけで香りも味も楽しむことができます。葉や花のハーブの場合、ぐつぐつと煮出すことでデリケートな香りが飛んでしまうためおすすめできません。根のハーブは煮出すことでまた違った風味を楽しむこともできますが、ハーブティーとして楽しむ場合には、かならずしも煮出す必要はありません。

# ブレンドに役立つ目的別ハーブ

この本で紹介している 65 種類のハーブを、自分でブレンドを楽しむときの目的別に 6 つに
カテゴリー分けしました。ブレンドするハーブをセレクトするファーストステップに活用してください。
各ハーブには、この 6 つのカテゴリーにあてはまるもの以外にもさまざまな働きがありますので、
より細かな内容は Chapter 3 のプロフィールで確認しましょう。

＊➡P00の数字は詳しくプロフィールを紹介しているページです。

### リラックスしたいときに おすすめのハーブ

- オートムギ ➡ P53
- ジャーマンカモミール ➡ P39
- スカルキャップ ➡ P60
- ステビア ➡ P61
- パッションフラワー ➡ P66
- バレリアン ➡ P66
- ヤロウ ➡ P72
- ラベンダー ➡ P72
- リンデン ➡ P73
- レモンバーベナ ➡ P75
- レモンバーム ➡ P48

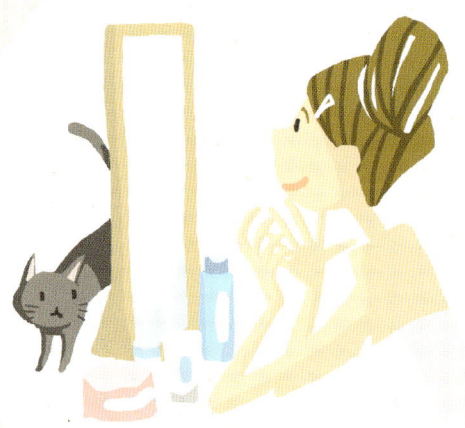

### ビューティーケアに おすすめのハーブ

- アンゼリカ ➡ P53
- カレンデュラ ➡ P38
- チェストツリー ➡ P64
- ヒース ➡ P67
- ホーステール ➡ P68
- マロ―ブルー ➡ P45
- ラズベリーリーフ ➡ P46
- ルイボス ➡ P74
- レッドクローバー ➡ P74
- ローズヒップ ➡ P49
- ローズレッド ➡ P76

### リフレッシュしたいときに おすすめのハーブ

- オレンジ ➡ P54
- カルダモン ➡ P54
- クローブ ➡ P56
- ゴツコーラ ➡ P56
- サマーセボリー ➡ P58
- ジュニパーベリー ➡ P59
- スペアミント ➡ P61
- セージ ➡ P62
- タイム ➡ P63
- ハイビスカス ➡ P43
- ペパーミント ➡ P44
- レモングラス ➡ P47
- レモンマートル ➡ P75
- ローズマリー ➡ P50

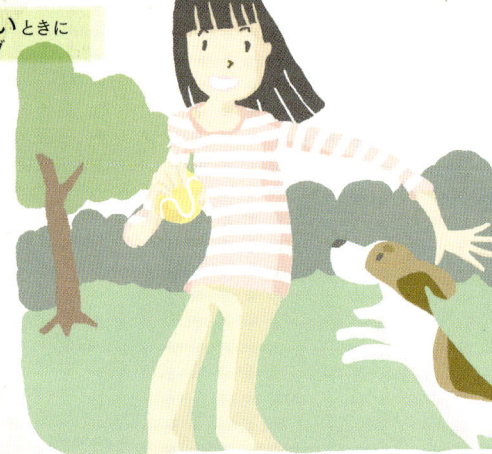

Chapter 2　美味しいブレンドティーレッスン

### パワーアップしたいときに
おすすめのハーブ

- エキナセア ➡ P36
- ギンコウ ➡ P55
- シナモン ➡ P58
- シベリアンジンセン ➡ P59
- ジンジャー ➡ P40
- マテ ➡ P70
- リコリス ➡ P73

### ヘルスケアに
おすすめのハーブ

＊どのようなヘルスケアに良いかは各ページにある詳しいプロフィールをご覧ください。

- アイブライト ➡ P52
- アルファルファ ➡ P52
- エルダーフラワー ➡ P37
- コリアンダーシード ➡ P57
- サフラワー ➡ P57
- スイートクローバー ➡ P60
- セントジョーンズワート ➡ P62
- ソーパルメット ➡ P63
- ダンディライオンリーフ ➡ P64
- ダンディライオンルート ➡ P41
- ネトル ➡ P42
- バーチバーク ➡ P65
- フィーバーフュー ➡ P67
- ホーソンベリー ➡ P69
- ホワイトウィロウ ➡ P69
- マーシュマロウ ➡ P70
- マレイン ➡ P71
- ミルクシスル ➡ P71
- ルイボス ➡ P74
- ワイルドストロベリー ➡ P76

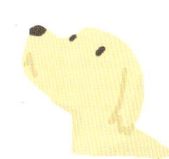

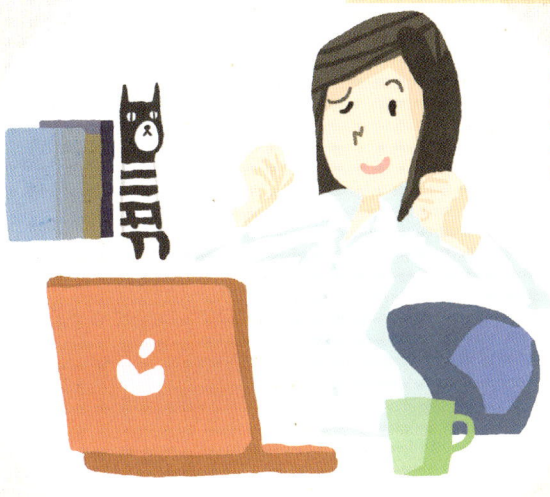

### ダイエットに
おすすめのハーブ

- アルファルファ ➡ P52
- ギムネマ ➡ P55
- シナモン ➡ P58
- ステビア ➡ P61
- ダンディライオンリーフ ➡ P64
- ダンディライオンルート ➡ P41
- バードック ➡ P65
- フェンネル ➡ P68
- マテ ➡ P70
- ミルクシスル ➡ P71
- リコリス ➡ P73
- ローズマリー ➡ P50

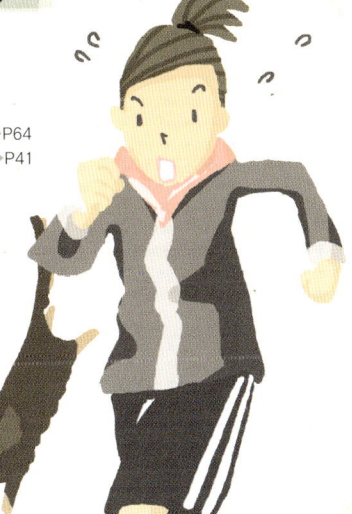

ハーブ専門店
# enherb    ブレンドティー開発室レポート

美味しいブレンドティーを、数多くラインナップしているエンハーブ。
その開発のプロセスをご紹介しましょう。

### すべての商品開発はお客様の声から

エンハーブでは、通常26種類の定番ブレンドティーを販売。さらに季節に合った限定商品がラインナップに加わります。「ハーブティーを飲んで、元気にハッピーになっていただきたい」。それが商品開発者の願い。すべての商品開発のベースとなっているのは、ショップや開発室に届く"お客様の声"です。「こんな症状で悩んでいるの」「こんなときに役立つハーブティーはないかしら」「もう少し違うテイストのほうが飲みやすいわ」。そんなお客様の声ひとつひとつをフィードバックして新商品を開発し、さらに満足していただけるよう定番商品もリニューアルされます。

エンハーブのブレンドハーブティーは、少なくとも5種類、多い場合は10種類以上のシングルハーブがブレンドされています。その開発過程は試行錯誤の連続。小数点単位でハーブの配合量を調節、試飲をしながら意見を出し合い、さらに微調整の繰り返し。複数のハーブの相乗効果をうまく引き出すことはもちろん、味の相性にも配慮が必要。多くのお客様に「美味しい！」と満足していただけるブレンドを目指して、開発者たちは研究を重ねています。

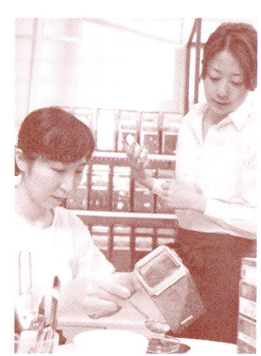

### ブレンドティー開発のステップ

使用されるのは、86種類のシングルハーブや、10種類のフルーツフレーバー。「お客様のどのようなニーズに応えるブレンドハーブティーを作るか」。まず商品の目的を決めて、開発はスタートします。

 **Step 1 シングルハーブを量る**

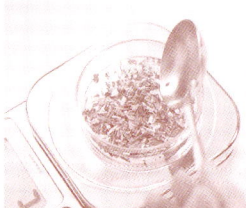

1g未満の小数点単位で調整しながらシングルハーブを量ります。開発者の頭にインプットされている味や香り、作用の知識が最初の量の目安。長年の経験を経てこそなせる技です。

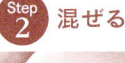 **Step 2 混ぜる**

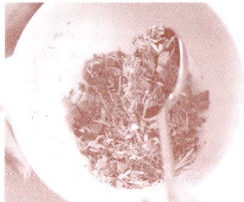

シンプルな作業ですが、ブレンドティーには大切なプロセス。しっかり混ぜないと、せっかくブレンドしたハーブすべての力と味を引き出すことができません。

**Step 3 試飲**

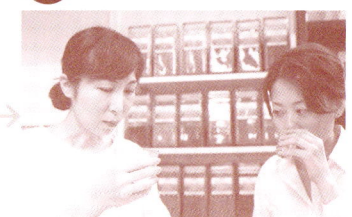

試飲して香りや味を確かめ、多くの人が「美味しい」と感じるかを厳しく検証。そして再び調整。この作業を延々と繰り返していきます。健康作用を保ちながら、飲みやすい味に仕上げるまでには多くの時間を要します。

## Chapter 3
# 65のハーブプロフィール

私たちの心身の健康や美容に役立ち、生活を豊かにしてくれるハーブ。
このチャプターでは、数あるハーブの中から、より効果的なもの、より使いやすいものを
65種類ピックアップし、詳しいプロフィールをまとめました。体への働きはもちろんのこと、
歴史や名前の由来、味の特徴も併せてご紹介。それぞれのハーブへの興味がいっそう深まります。

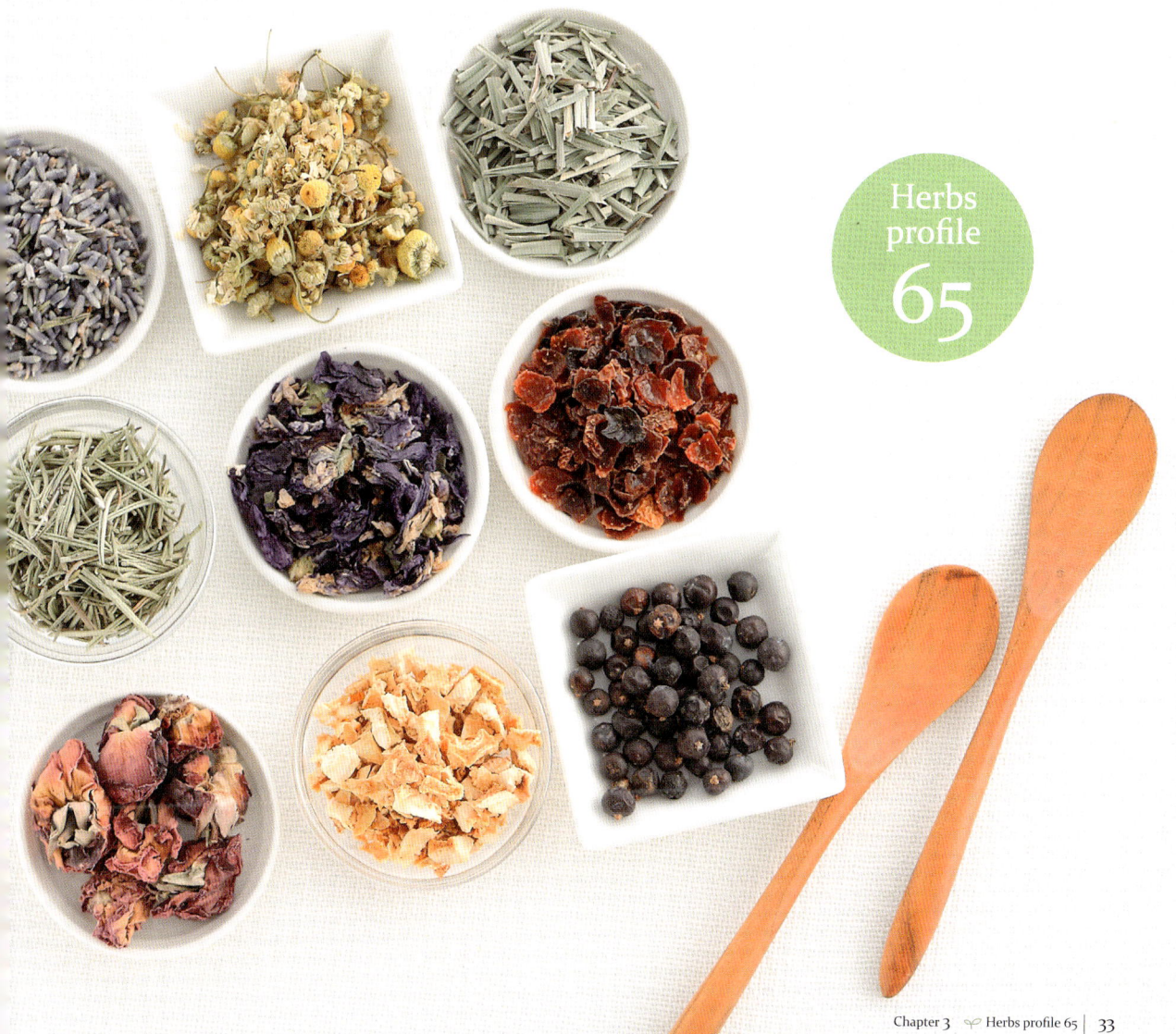

Herbs profile 65

## ハーブプロフィールの見方

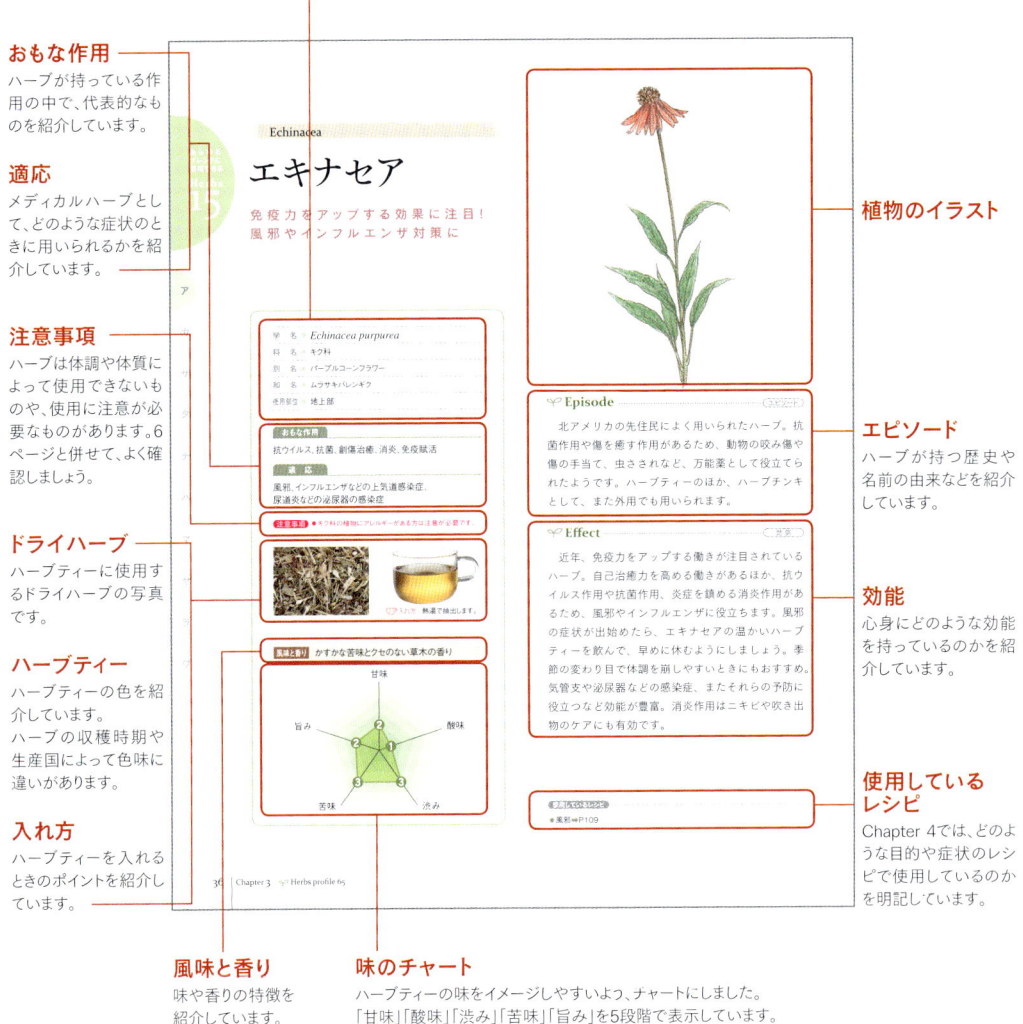

**ハーブの基本データ**
学名、科名、使用部位などの基本データを明記しています。
ハーブは似た名称でも違う種類の植物である場合や、同じハーブでも販売店によって違う名称になっている場合があります。この基本データ、とくに学名を確認して購入するようにしましょう。

**おもな作用**
ハーブが持っている作用の中で、代表的なものを紹介しています。

**適応**
メディカルハーブとして、どのような症状のときに用いられるかを紹介しています。

**注意事項**
ハーブは体調や体質によって使用できないものや、使用に注意が必要なものがあります。6ページと併せて、よく確認しましょう。

**ドライハーブ**
ハーブティーに使用するドライハーブの写真です。

**ハーブティー**
ハーブティーの色を紹介しています。
ハーブの収穫時期や生産国によって色味に違いがあります。

**入れ方**
ハーブティーを入れるときのポイントを紹介しています。

**風味と香り**
味や香りの特徴を紹介しています。

**味のチャート**
ハーブティーの味をイメージしやすいよう、チャートにしました。
「甘味」「酸味」「渋み」「苦味」「旨み」を5段階で表示しています。

**植物のイラスト**

**エピソード**
ハーブが持つ歴史や名前の由来などを紹介しています。

**効能**
心身にどのような効能を持っているのかを紹介しています。

**使用しているレシピ**
Chapter 4では、どのような目的や症状のレシピで使用しているのかを明記しています。

＊本書の植物分類はAPG Ⅲを採用しています。

# あらゆるブレンドに活用できるハーブ 15

まずは、さまざまなブレンドに活用できる15種類のハーブから紹介します。
日常起きやすい心身のトラブルに対する効能もあり、味も親しみやすく、入手しやすいものばかり。
これからブレンドティーを楽しむという方は、この15種類のハーブからスタートしてみましょう。

## 五十音順

- エキナセア ………………………… 36
- エルダーフラワー ………………… 37
- カレンデュラ ……………………… 38
- ジャーマンカモミール …………… 39
- ジンジャー ………………………… 40
- ダンディライオンルート ………… 41
- ネトル ……………………………… 42
- ハイビスカス ……………………… 43
- ペパーミント ……………………… 44
- マローブルー ……………………… 45
- ラズベリーリーフ ………………… 46
- レモングラス ……………………… 47
- レモンバーム ……………………… 48
- ローズヒップ ……………………… 49
- ローズマリー ……………………… 50

## アルファベット順

- Blue Mallow ……………………… 45
- Calendula ………………………… 38
- Dandelion Root ………………… 41
- Echinacea ………………………… 36
- Elder Flower …………………… 37
- German Chamomile ……………… 39
- Ginger ……………………………… 40
- Hibiscus …………………………… 43
- Lemon Balm ……………………… 48
- Lemongrass ……………………… 47
- Nettle ……………………………… 42
- Peppermint ……………………… 44
- Raspberry Leaf ………………… 46
- Rose Hip …………………………… 49
- Rosemary ………………………… 50

Echinacea

# エキナセア

免疫力をアップする効果に注目！
風邪やインフルエンザ対策に

Herbs 15

---

| | |
|---|---|
| 学 名 | *Echinacea purpurea* |
| 科 名 | キク科 |
| 別 名 | パープルコーンフラワー |
| 和 名 | ムラサキバレンギク |
| 使用部位 | 地上部 |

**おもな作用**
抗ウイルス、抗菌、創傷治癒、消炎、免疫賦活

**適 応**
風邪、インフルエンザなどの上気道感染症、尿道炎などの泌尿器の感染症

**注意事項** ● キク科の植物にアレルギーがある方は注意が必要です。

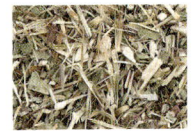

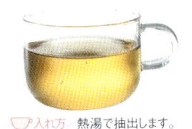

入れ方　熱湯で抽出します。

**風味と香り**　かすかな苦味とクセのない草木の香り

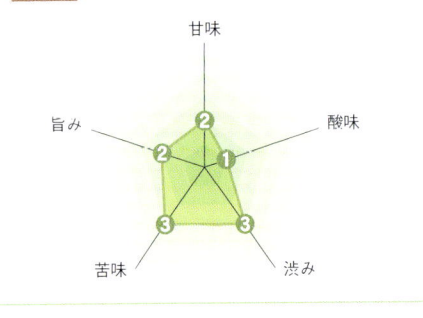

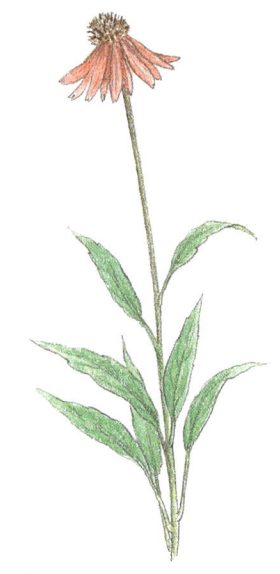

甘味 - 2
旨み - 2
酸味 - 1
苦味 - 3
渋み - 3

### Episode　エピソード

北アメリカの先住民によく用いられたハーブ。抗菌作用や傷を癒す作用があるため、動物の咬み傷や傷の手当て、虫さされなど、万能薬として役立てられたようです。ハーブティーのほか、ハーブチンキとして、また外用でも用いられます。

### Effect　効能

近年、免疫力をアップする働きが注目されているハーブ。自己治癒力を高める働きがあるほか、抗ウイルス作用や抗菌作用、炎症を鎮める消炎作用があるため、風邪やインフルエンザに役立ちます。風邪の症状が出始めたら、エキナセアの温かいハーブティーを飲んで、早めに休むようにしましょう。季節の変わり目で体調を崩しやすいときにもおすすめ。気管支や泌尿器などの感染症、またそれらの予防に役立つなど効能が豊富。消炎作用はニキビや吹き出物のケアにも有効です。

**使用しているレシピ**
● 風邪 ➡ P109

## Elder Flower
# エルダーフラワー

風邪やインフルエンザの初期症状
鼻水・鼻詰まりに

| | |
|---|---|
| 学　名 | *Sambucus nigra* |
| 科　名 | レンプクソウ科 |
| 別　名 | ヨーロピアンエルダー |
| 和　名 | セイヨウニワトコ |
| 使用部位 | 花 |

**おもな作用**
抗アレルギー、抗カタル、発汗、利尿

**適　応**
風邪・インフルエンザの初期症状、
花粉症などのカタル症状

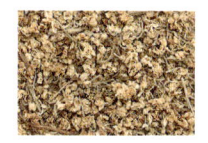

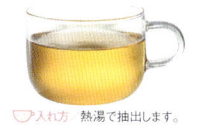

入れ方　熱湯で抽出します。

**風味と香り**　マスカットのような甘い香りのするやさしい風味

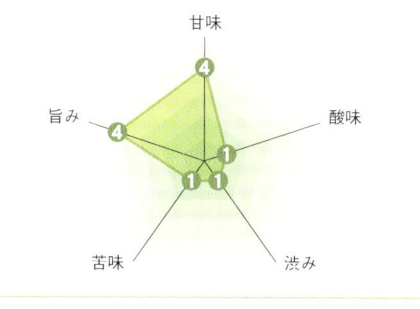

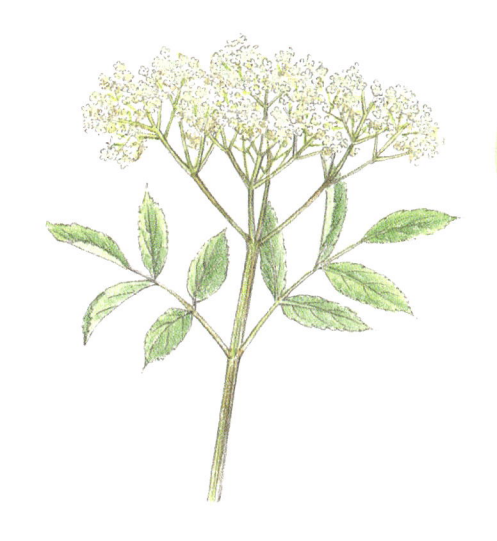

（レーダーチャート：甘味4、酸味1、渋み1、苦味1、旨み4）

### Episode　エピソード

　古くから神聖で厄除け・魔女除けになる木といわれ、イギリスを中心にヨーロッパの庭先でよく育てられているハーブ。枝を空洞にして火をおこす道具に使ったことから、"パイプツリー（Pipe tree）"とも呼ばれています。

### Effect　効能

　発汗を促進し、また尿の量を増やす利尿作用もあるため、体内の余分な水分とともに老廃物を排出。発汗によって熱を下げる働きがあり、発熱を伴う風邪やインフルエンザの初期症状緩和に役立ちます。熱いハーブティーにして飲めば体も温まり、症状を和らげてくれるでしょう。抗カタル、抗アレルギーの作用もあり、花粉症、アレルギー性鼻炎などによる鼻水や鼻詰まり、涙目などの症状にもおすすめ。イギリスではエルダーフラワーをシロップにした"コーディアル"という伝統的な飲み物も好まれます。

**使用しているレシピ**
● しっとり美肌づくりに➡P91
● 風邪➡P109
● 花粉症➡P110

Chapter 3　65のハーブプロフィール
Herbs 15　あらゆるブレンドに活用できる

# Calendula
## カレンデュラ

感染を予防し、炎症を緩和
外傷や日焼け、やけどにも

あらゆるブレンドに応用できる
Herbs 15

| | |
|---|---|
| 学 名 | *Calendula officinalis* |
| 科 名 | キク科 |
| 別 名 | マリーゴールド、ポットマリーゴールド |
| 和 名 | トウキンセンカ |
| 使用部位 | 花 |

**おもな作用**
抗ウイルス、抗菌、消炎、皮膚・粘膜の修復

**適応**
口腔・咽頭・喉頭の炎症、皮膚炎

**注意事項** キク科の植物にアレルギーがある方は注意が必要です。

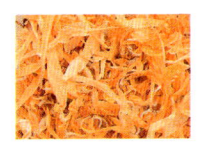

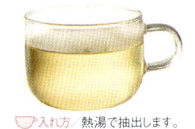

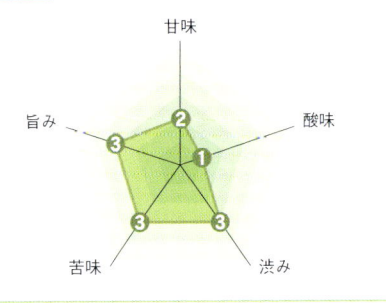

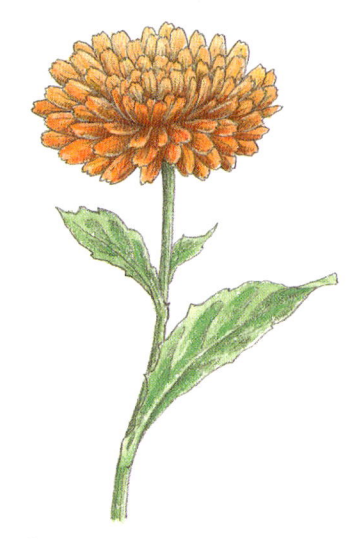

入れ方：熱湯で抽出します。

**風味と香り** 穏やかだが、ややクセのある香りと苦味

（レーダーチャート：甘味2、酸味1、渋み3、苦味3、旨み3）

### Episode エピソード

聖母マリアに捧げられたというエピソードから、別名のマリーゴールドという名がつけられたハーブ。日の出とともに花を咲かせ、日没とともに花びらを閉じるその特性から、ギリシャ神話やシェイクスピアの劇など、さまざまな伝説や物語に登場します。

### Effect 効能

花びらを使ったゴールド色のハーブティー。その鮮やかな黄色は、着色料や染料としても活用されてきました。炎症を鎮める消炎作用、粘膜を修復する作用があり、美肌のためのスキンケアのほか、口腔内やのどの炎症に効果的。抗菌作用は風邪やインフルエンザなどの感染症の予防にも役立ちます。ハーブティーにしても、もちろん多くの効能を得られますが、外用にもよく用いられるハーブで、軽い傷ややけどの手当て、日焼けなどには湿布や軟膏などでも、よく使われます。

**使用しているレシピ**
●しっとり美肌づくりに ➡ P91 ●疲れ目 ➡ P103

German Chamomile

# ジャーマンカモミール

優れた鎮静作用で
イライラ、緊張、不安を緩和

Herbs 15

- 学　名 * *Matricaria chamomilla*
- 科　名 * キク科
- 別　名 * ─
- 和　名 * カミツレ
- 使用部位 * 花

**おもな作用**
消炎、鎮静、鎮痙

**適　応**
胃炎、胃潰瘍、生理痛、精神不安、不眠

**注意事項** ● キク科の植物にアレルギーがある方は注意が必要です。

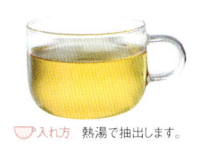

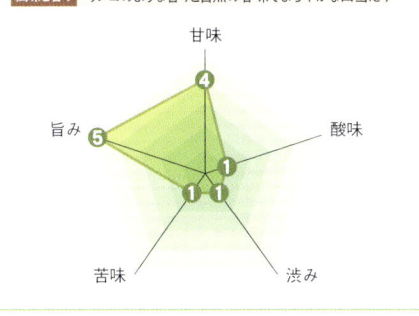

入れ方 熱湯で抽出します。

**風味と香り** リンゴのような香りと自然の甘味でまろやかな口当たり

甘味 4
旨味 5
酸味 1
苦味 1
渋み 1

## Episode

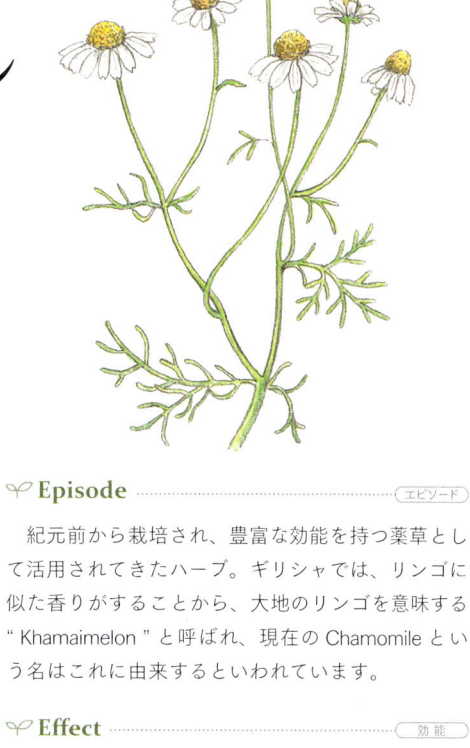

紀元前から栽培され、豊富な効能を持つ薬草として活用されてきたハーブ。ギリシャでは、リンゴに似た香りがすることから、大地のリンゴを意味する"Khamaimelon"と呼ばれ、現在のChamomileという名はこれに由来するといわれています。

## Effect

穏やかな鎮静作用があり、イライラや興奮、緊張、不安を鎮めたいときにおすすめです。神経が昂ぶって眠れない夜は、温かいハーブティーにして飲むと安眠へと誘ってくれるでしょう。炎症を鎮める消炎作用にも優れ、気管支の炎症に役立ちます。ハーブティーを飲むのはもちろん、うがいに使用するのもおすすめ。肌の炎症やトラブル、美肌づくりにも良いので、湿布にも使われ、ハーブエキスが配合されているコスメ類も多くあります。鎮痙作用が胃痙攣や生理痛に役立つほか、胃炎、胃潰瘍、胃もたれなど胃の不調にも有効です。

**使用しているレシピ**
- しっとり美肌にづくりに ➡ P91
- つややか美肌づくりに ➡ P92
- 心地よい眠りにつきたい ➡ P95
- 緊張をほぐしたい ➡ P96
- 心身のストレスを和らげたい ➡ P97
- イライラを鎮めたい ➡ P100
- 心と体の栄養補給に ➡ P101

あらゆるブレンドに活用できる
Herbs 15

Ginger
# ジンジャー

体を温めて冷えを緩和
血行不良が原因のさまざまな症状に

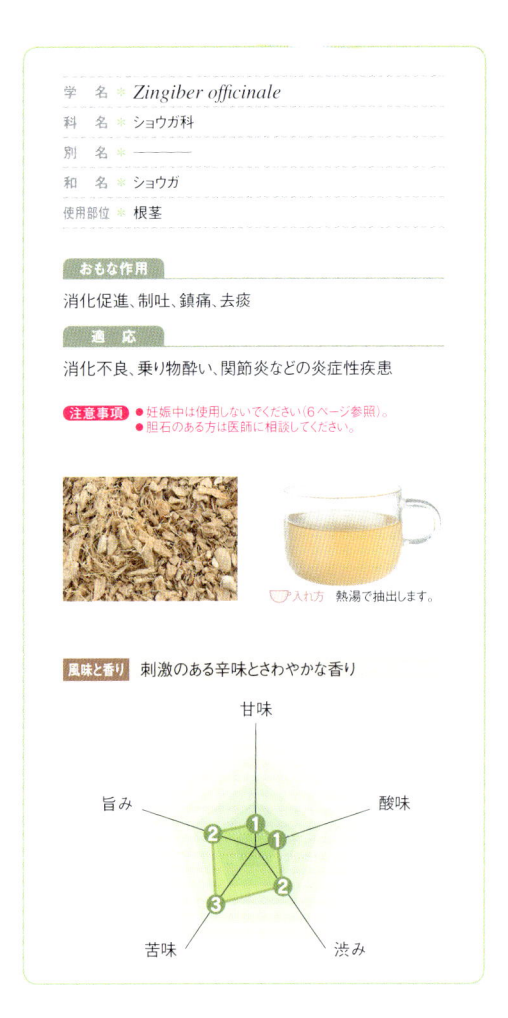

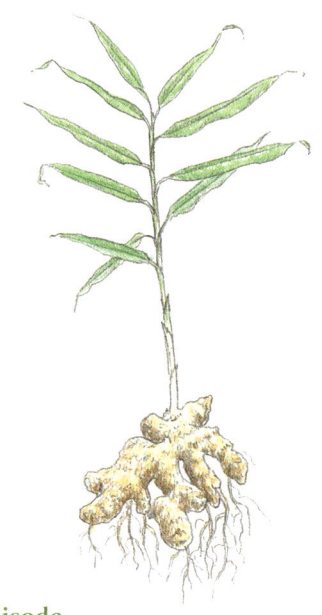

ア カ サ タ ナ ハ マ ヤ ラ ワ

---

学　名 ※ *Zingiber officinale*
科　名 ※ ショウガ科
別　名 ※ ───
和　名 ※ ショウガ
使用部位 ※ 根茎

**おもな作用**
消化促進、制吐、鎮痛、去痰

**適　応**
消化不良、乗り物酔い、関節炎などの炎症性疾患

**注意事項** 妊娠中は使用しないでください（6ページ参照）。
胆石のある方は医師に相談してください。

入れ方 熱湯で抽出します。

**風味と香り** 刺激のある辛味とさわやかな香り

（甘味・酸味・渋み・苦味・旨み のチャート）

## Episode　　エピソード

世界中で料理のスパイスに用いられるハーブ。その優れた効能は古くから知られ、紀元前の書物にも記されているほど。ハーブの歴史（10ページ参照）でも紹介したヒポクラテスやディオスコリデスも胃を落ち着かせるハーブとして紹介しています。

## Effect　　効能

血行を良くして体を温めるハーブとして知られ、最近は冬になると冷え対策として、ショウガ湯やショウガにはちみつやレモンを加えた飲み物が人気を集めています。血行不良が原因の肩こりや頭痛にも役立ち、新陳代謝もアップ。吐き気を抑える作用、消化を促す作用にも優れたハーブで、食べ過ぎたときや、緊張や不安が原因のムカムカに効果的。乗り物酔いにも良く、海外のクルーズ船内には、酔い止め用のジンジャータブレットが常備されています。炎症を鎮める消炎作用もあるので、関節炎や気管支炎にも役立ち、痰を出しやすくしてくれます。

**使用しているレシピ**
● 脂肪燃焼のサポートに ➡ P81 　● 冷え性 ➡ P105 　● 肩こり ➡ P106
● 頭痛 ➡ P107 　● 夏バテ ➡ P111

Chapter 3　65のハーブプロフィール

Dandelion Root
# ダンディライオンルート

肝機能をサポート
溜まった老廃物の排出を促進

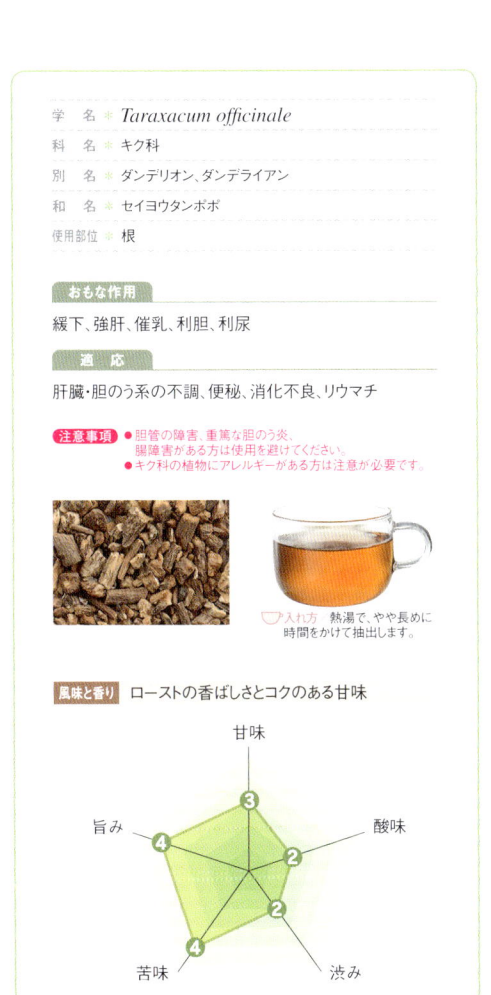

Herbs 15

| | |
|---|---|
| 学　名 | *Taraxacum officinale* |
| 科　名 | キク科 |
| 別　名 | ダンデリオン、ダンデライアン |
| 和　名 | セイヨウタンポポ |
| 使用部位 | 根 |

**おもな作用**
緩下、強肝、催乳、利胆、利尿

**適　応**
肝臓・胆のう系の不調、便秘、消化不良、リウマチ

**注意事項**
●胆管の障害、重篤な胆のう炎、腸障害がある方は使用を避けてください。
●キク科の植物にアレルギーがある方は注意が必要です。

入れ方　熱湯で、やや長めに時間をかけて抽出します。

**風味と香り**　ローストの香ばしさとコクのある甘味

甘味 3
酸味 2
渋み 2
苦味 3
旨み 4

### Episode （エピソード）

　私たち日本人にとってとても身近で、生命力があり、古くから民間医療に利用されたハーブ。学名のTaraxacumの語源はペルシャ語の"talkh chakok（苦い草）"や、アラビア語の"tar khshaqoq（野生のチコリ）"など、複数の説があります。

### Effect （効能）

　セイヨウタンポポの根を使ったハーブ。肝臓に対する働きが広く知られ、肝機能の低下によるさまざまな症状の緩和に有効です。根に含まれる苦味成分が消化を助けるため、消化不良にも有効。便秘解消につながる緩下作用、体内の余分な水分を促す利尿作用があるので、体内に溜まった老廃物の排出を促進。体の中をすっきりきれいにし、むくみ解消や肌荒れにも役立ちます。煎った根を使った"タンポポコーヒー"はとても香ばしい味で、ノンカフェインのコーヒーとして人気があります。

**使用しているレシピ**
●老廃物の排出・デトックスに⇒P78　●便秘の改善に⇒P82
●糖分の摂り過ぎが気になるときに⇒P84　●塩分の摂り過ぎが気になるときに⇒P85

Nettle

# ネトル

ビタミン・ミネラルが豊富
血液サラサラ効果にも期待

あらゆるブレンドに活用できる Herbs 15

| 学 名 | *Urtica dioica* |
|---|---|
| 科 名 | イラクサ科 |
| 別 名 | スティンギングネトル |
| 和 名 | セイヨウイラクサ |
| 使用部位 | 葉 |

**おもな作用**

浄血、造血、利尿

**適 応**

花粉症・アトピーなどのアレルギー疾患、痛風、リウマチ、尿道炎

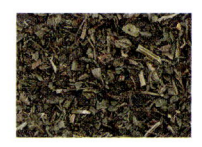

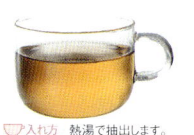

入れ方 熱湯で抽出します。

**風味と香り** 緑茶のように青々とした力強い草の風味

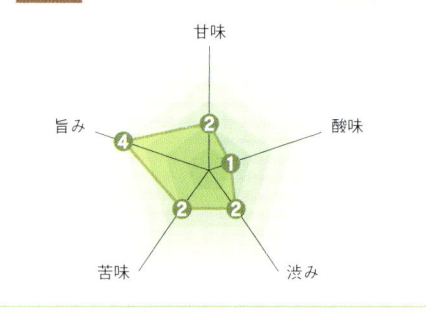

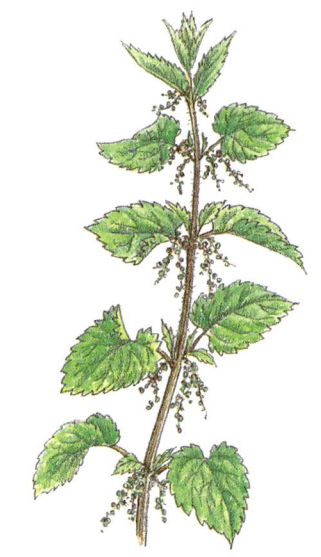

（甘味・酸味・渋味・苦味・旨み のチャート）

## Episode　エピソード

茎の細かいトゲが特徴的なハーブ。ネトルの語源は針を意味する"Needle"にあるといわれ、和名のセイヨウイラクサを漢字にすると「西洋刺草」となります。葉と茎には布や紙の原料になるほど繊維質が含まれています。

## Effect　効能

ビタミンや、鉄・カルシウムなどのミネラルを豊富に含み、血液を作る造血作用で知られるハーブ。血液をきれいにする浄血作用があり、血管壁を強化するフラボノイドを含むことから、花粉症をはじめ、アトピー性皮膚炎などのアレルギー症状の緩和や、血液サラサラの効果が期待できます。尿の量を増やす利尿作用もあり、体内の老廃物を排出させるデトックス効果はアレルギー疾患に役立つだけでなく、尿道炎など泌尿器の感染症、リウマチや関節炎にも良いといわれています。

**使用しているレシピ**

- 老廃物の排出・デトックスに ➡P78
- むくみの解消に ➡P79
- 糖分の摂り過ぎが気になるときに ➡P84
- 脂っぽい食事続きが気になるときに ➡P86
- 子育て中のママのサポートに ➡P90
- 心と体の栄養補給に ➡P101
- 冷え性 ➡P105
- 花粉症 ➡P110

## Hibiscus
# ハイビスカス

クエン酸による酸味が疲労を回復
新陳代謝もアップ！

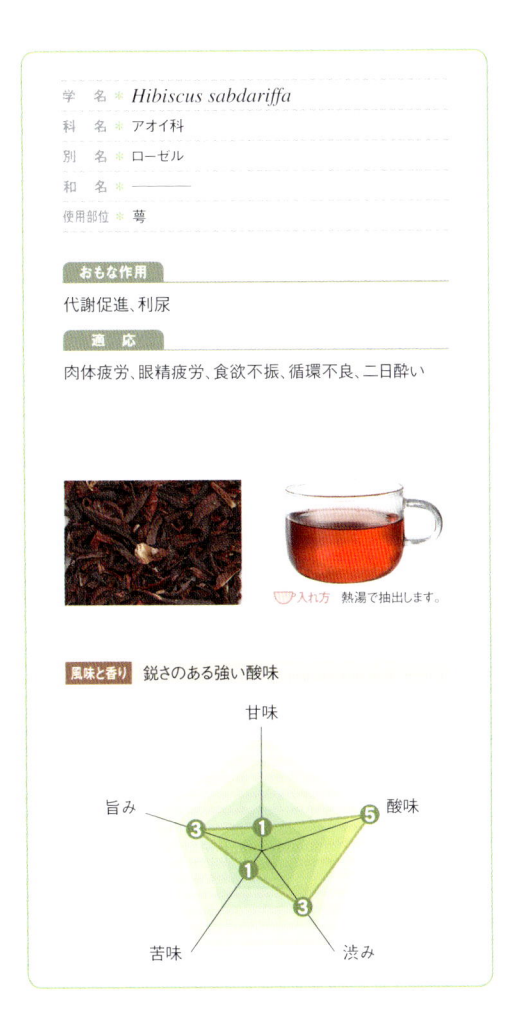

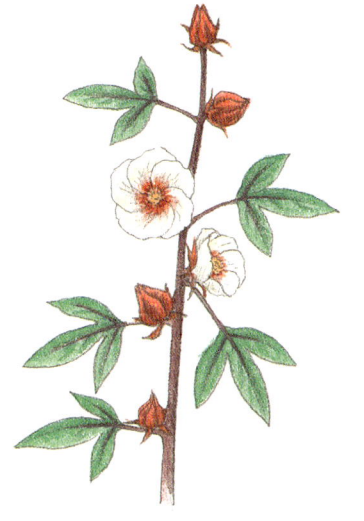

Chapter 3　65のハーブプロフィール

Herbs 15

学　名 ＊ *Hibiscus sabdariffa*
科　名 ＊ アオイ科
別　名 ＊ ローゼル
和　名 ＊
使用部位 ＊ 萼

**おもな作用**
代謝促進、利尿

**適　応**
肉体疲労、眼精疲労、食欲不振、循環不良、二日酔い

入れ方　熱湯で抽出します。

**風味と香り**　鋭さのある強い酸味

甘味 1
酸味 5
旨み 3
苦味
渋み 3

### Episode エピソード

ハーブティーに使うのは、白やピンクの花をつけるローゼル種で、南国調の赤い花をつける園芸種とは別の品種。しばしばローズヒップ（49ページ参照）とブレンドされます。エジプトでは"Karkade（カルカデ）"の名で、健康茶として愛飲されています。

### Effect 効能

美しいルビー色をしたハーブティーで、さわやかな酸味が特徴。この酸味はクエン酸やハイビスカス酸によるもので、新陳代謝を高めて肉体疲労を癒す働きがあるので、疲れを感じたらこのハーブティーでひと息いれましょう。夏バテ解消にもよく、夏の水分補給にもおすすめ。尿の量を増やす利尿効果にも優れており、体内の老廃物排出を促進、循環不良やむくみ、二日酔いにもおすすめです。赤い色素はアントシアニン系色素によるもので、眼精疲労に役立ちます。また最近では、高血圧などの生活習慣病に対する働きも注目されています。

**使用しているレシピ**
● 新陳代謝のアップに ➡ P80　　● 若々しく快活な日々のために ➡ P94
● 疲れ目 ➡ P103　　● 二日酔い ➡ P108　　● 夏バテ ➡ P111

Peppermint

# ペパーミント

メントールの香りでリフレッシュ
胃腸の不調も緩和

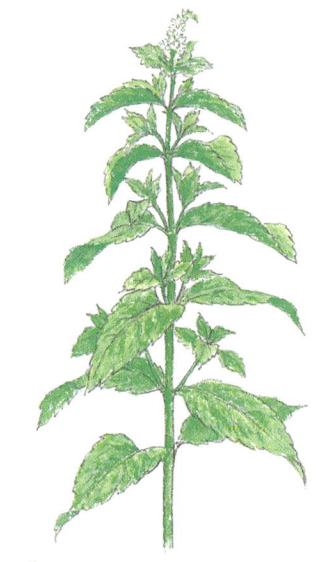

あらゆるブレンドに適用できる Herbs 15

| | |
|---|---|
| 学 名 | *Mentha piperita* |
| 科 名 | シソ科 |
| 別 名 | ― |
| 和 名 | セイヨウハッカ |
| 使用部位 | 葉 |

**おもな作用**
駆風、健胃、制吐、鎮痙、賦活のち鎮静

**適 応**
鼓腸、食欲不振、過敏性腸症候群

入れ方　熱湯で抽出します。

**風味と香り**　さわやかな香りと清涼感のあるグリーンの風味

（甘味・酸味・渋味・苦味・旨み レーダーチャート）

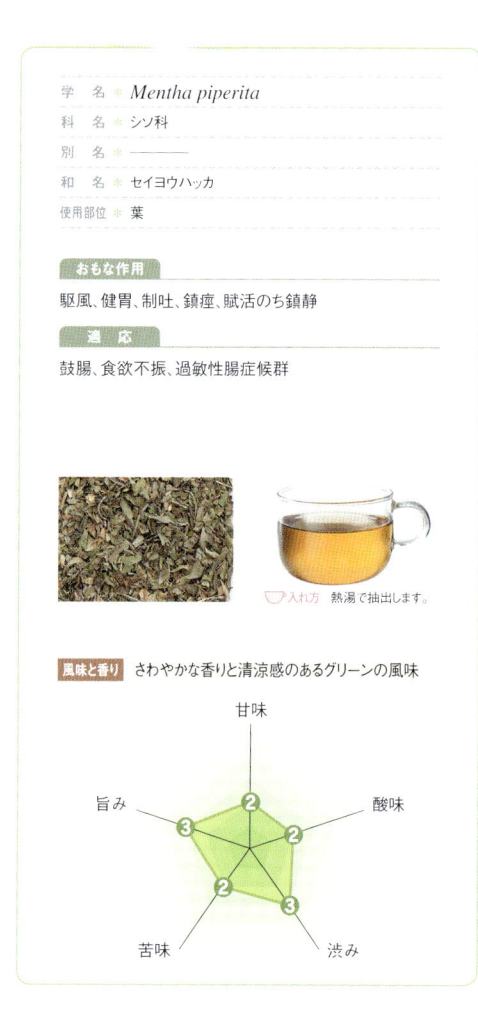

## Episode　エピソード

古代ギリシャ時代、古代ローマ時代から、体の洗浄や食事時の殺菌、宗教的儀式に使うなど、幅広く生活に役立てられたハーブ。新約聖書にもミントに関する記述があるほど。すでに6世紀には、マウスケアに利用されていたそうです。

## Effect　効能

清涼感のあるさわやかな香りは、私たちの生活の中でもすっかりおなじみ。心身の機能を活発にして活力を与える賦活作用と、神経を鎮める鎮静作用の両方を備えています。胃腸の調子を整える働きにも優れ、おなかにガスが溜まる鼓腸、吐き気、食欲不振、精神的ストレスが原因の胃腸の不調などを緩和。また、近年ペパーミントに含まれるポリフェノールがアレルギー対策に役立つと注目されています。気分をリフレッシュしたいときや、口の中をすっきりしたいときにもおすすめ。ハーブティーはもちろん、マウスウォッシュとして利用するのも良いでしょう。

**使用しているレシピ**
- 老廃物の排出・デトックスに ➡ P78
- 便秘の改善に ➡ P82
- 胃もたれや消化不良の改善に ➡ P83
- 心身のストレスを和らげたい ➡ P97
- 気分転換（リフレッシュ）したい ➡ P98
- 集中力をアップしたい ➡ P99
- のどのイガイガ ➡ P104
- 頭痛 ➡ P107
- 花粉症 ➡ P110

Chapter 3　65のハーブプロフィール

## Blue Mallow
# マローブルー

粘液質が粘膜や皮膚を保護
のどや胃腸の炎症に効果

あらゆるブレンドに使用できる
Herbs 15

| | |
|---|---|
| 学　名 | *Malva sylvestris* |
| 科　名 | アオイ科 |
| 別　名 | コモンマロー、ハイマロー |
| 和　名 | ウスベニアオイ |
| 使用部位 | 花 |

**おもな作用**
皮膚・粘膜の修復

**適　応**
泌尿器の感染症、口腔・咽頭・喉頭の炎症、胃腸炎

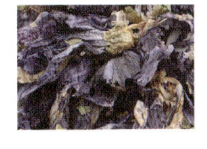

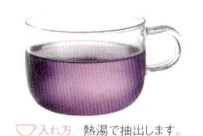

入れ方　熱湯で抽出します。

**風味と香り**　花のやわらかな香りとクセのない味

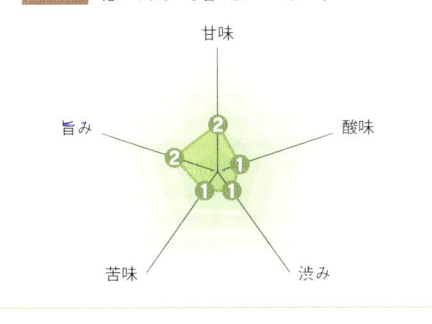

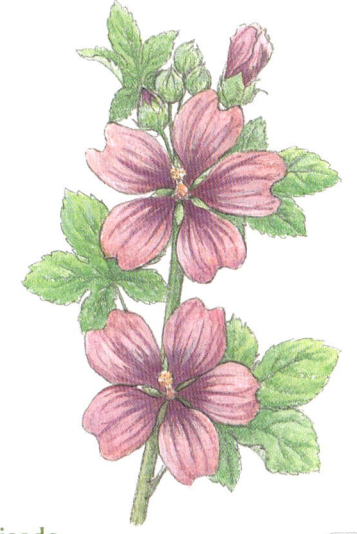

甘味／旨味／酸味／苦味／渋み

### Episode　エピソード

古代から薬用植物として育てられ、サラダやスープなど食用としても利用されたハーブ。美しく鮮やかな青色から紫色のお茶が楽しめます。レモン汁を加えると一瞬にしてピンク色に変化する、目にも楽しいハーブティーです。

### Effect　効能

粘液質やタンニンを含んでおり、皮膚や粘膜を修復・保護する作用があるハーブ。口の中やのどの炎症に良く、風邪による咳やのどの痛みを鎮めます。ほかに胃腸の炎症、膀胱炎、尿道炎などにも効果を発揮。皮膚の修復・保護にも優れた効能があり、美肌のためのスキンケア、皮膚の炎症や肌荒れなどのトラブルにも役立ちます。ハーブティーとして飲むほか、湿布でもよく使われます。市販されているローションやパックなどのコスメ類にも、ハーブエキスが利用されています。

**使用しているレシピ**
●しっとり美肌づくりに ➡ P91　　●のどのイガイガ ➡ P104

アカサタナハマヤラワ

## Raspberry Leaf
# ラズベリーリーフ

女性特有の症状をケア
産後の体もやさしくサポート

あらゆるブレンドに使用できる
Herbs 15

---

| | |
|---|---|
| 学　名 | *Rubus idaeus* |
| 科　名 | バラ科 |
| 別　名 | — |
| 和　名 | ヨーロッパキイチゴ、エゾイチゴ |
| 使用部位 | 葉 |

**おもな作用**
収斂、鎮痙、鎮静

**適応**
生理痛、月経前症候群、出産準備、産後の母体回復、軽い下痢、口腔粘膜の炎症

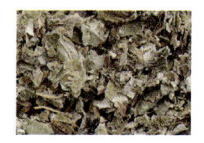

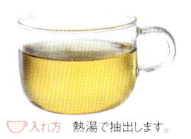

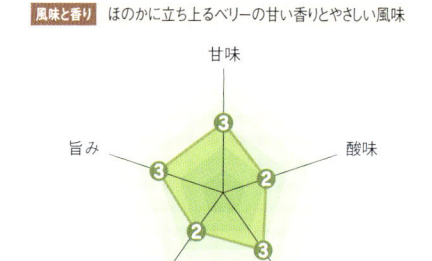

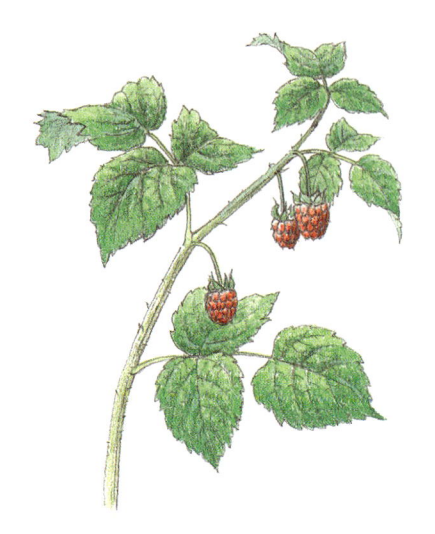

入れ方　熱湯で抽出します。

**風味と香り**　ほのかに立ち上るベリーの甘い香りとやさしい風味

甘味 3 / 酸味 2 / 渋み 3 / 苦味 2 / 旨み 3

### 🌱 Episode ── エピソード

フランスでは「フランボワーズ」と呼ばれ、赤い実をジャムやソースに使います。学名のRubusはラテン語で"Ruber（赤い）"に由来。Idaeusはクレタ島のイダ山を指すといわれ、ギリシャ神話では赤ん坊のゼウスがイダ山にかくまわれていたと伝えられています。

### 🌱 Effect ── 効能

体の組織を引き締め収縮させる収斂作用、痙攣を鎮める鎮痙作用があり、女性の体をサポートするさまざまな働きのあるハーブ。ヨーロッパでは出産前に飲むハーブティーとして広く知られ、子宮周囲の筋肉に働きかけて安産に導く、母体の回復を助けるなどの効果が期待できます。ほかにも、鎮痙作用は生理痛や月経前症候群（PMS）の下腹部痛にも役立ちます。収斂作用は下痢の症状緩和や、口の中の炎症を和らげたいときにも良いでしょう。

**使用しているレシピ**
● 生理にまつわる不調に ➡ P87
● 女性特有の気分の揺れに ➡ P89
● 子育て中のママのサポートに ➡ P90

Chapter 3　65のハーブプロフィール

Lemongrass

# レモングラス

優れた抗菌作用
消化器系のトラブルにも

Herbs
15
あらゆる
ブレンドに
使用できる

あ カ サ タ ナ ハ マ ヤ ラ ワ

| 学　名 | *Cymbopogon citratus* |
| 科　名 | イネ科 |
| 別　名 | ── |
| 和　名 | レモンガヤ |
| 使用部位 | 地上部 |

**おもな作用**
駆風、健胃、抗菌、消化促進

**適　応**
消化不全、頭痛、インフルエンザの諸症状、リウマチ、筋痙攣

**注意事項** ● 妊娠中は使用しないでください（6ページ参照）。

入れ方　熱湯で抽出します。

**風味と香り**　レモンのようなさわやかな香りとさっぱりとした草の味わい

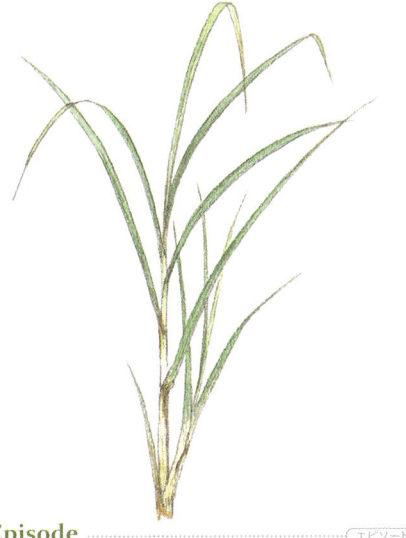

甘味 3
酸味 2
渋み 2
苦味 2
旨み 4

### Episode ── エピソード

　柑橘系ではなくイネ科の植物ですが、葉からはレモンに似た香りが漂うハーブ。タイのトムヤムクンなどアジア料理の食材として広く知られるように、欧米よりは熱帯アジアやアフリカ、ラテンアメリカなどで広く用いられます。

### Effect ── 効能

　このハーブの精油成分には強力な抗菌作用があり、風邪やインフルエンザなど感染症の予防に役立ちます。腸内に溜まったガスを排出させる駆風作用、胃の調子を整える健胃作用、消化を促進する作用など、消化器系をサポートする効能も豊富。胃もたれするような食事のあとにはぴったりです。さわやかな香りは、気分もリフレッシュさせてくれます。抗菌作用は皮膚を清潔にしたい場合にも効果的なので、葉を浴槽に入れてハーブバス（22ページ参照）にして用いるのもおすすめです。

**使用しているレシピ**
● 新陳代謝のアップに ➡ P80　　● 胃もたれや消化不良の改善に ➡ P83
● 脂っぽい食事続きが気になるときに ➡ P86
● 気分転換（リフレッシュ）したい ➡ P98
● 肩こり ➡ P106　　● 頭痛 ➡ P107

Chapter 3　Herbs profile 65　47

Lemon Balm

# レモンバーム

不安定な心を穏やかに
神経性の消化器系不調を改善

| | |
|---|---|
| 学　名 | *Melissa officinalis* |
| 科　名 | シソ科 |
| 別　名 | メリッサ |
| 和　名 | セイヨウヤマハッカ |
| 使用部位 | 葉 |

**おもな作用**
抗菌、鎮痙、鎮静

**適　応**
不安、不眠、神経性の消化器系障害

入れ方　熱湯で抽出します。

**風味と香り**　レモンのような甘い香りで酸味のないグリーンの風味

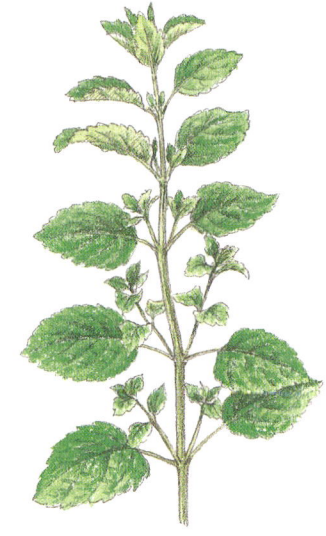

## Episode

16世紀の医師パラケルススも「若さがよみがえり、脳が強くなり、活力の衰えを解消する」と紹介し、ヨーロッパだけでなく中東でも活用されたハーブ。学名のMelissaはミツバチを意味し、ミツバチが好む植物として養蜂にも重宝されました。

## Effect

不安定な精神状態を穏やかに落ち着かせる作用が広く知られるハーブ。不安、緊張、イライラ、ヒステリー、パニック、そしてそれらが原因の不眠や消化器系のトラブル緩和に役立ちます。気分をオフにしてリラックスしたいときは、このハーブティーを飲みながら大きく深呼吸してみましょう。精神的なストレスで食欲が進まないときや、落ち込みがちな心に活力を取り戻したいときにも良いでしょう。抗菌作用にも優れており、ウイルスや感染症予防にも用いられます。

**使用しているレシピ**
● 女性特有の気分の揺れに→P89　● 心地よい眠りにつきたい→P95
● 緊張をほぐしたい→P96

Chapter 3　65のハーブプロフィール

Rose Hip

# ローズヒップ

豊富なビタミンC
栄養補給や美肌効果に期待

Herbs 15

| | |
|---|---|
| 学　名 | *Rosa canina* |
| 科　名 | バラ科 |
| 別　名 | ドッグローズ、ドッグブライアー |
| 和　名 | イヌノイバラ、ヨーロッパノイバラ |
| 使用部位 | 偽果 |

**おもな作用**
緩下、ビタミンC補給

**適応**
風邪やインフルエンザなどの感染症の予防、便秘、炎症や発熱などのビタミンC消耗

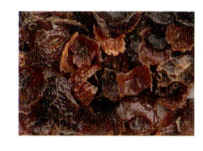

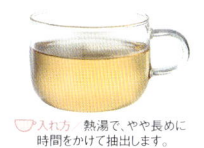

入れ方　熱湯で、やや長めに時間をかけて抽出します。

**風味と香り**　熟れたトマトのような甘い香りとわずかな酸味

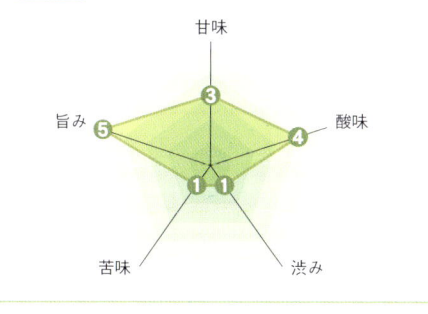

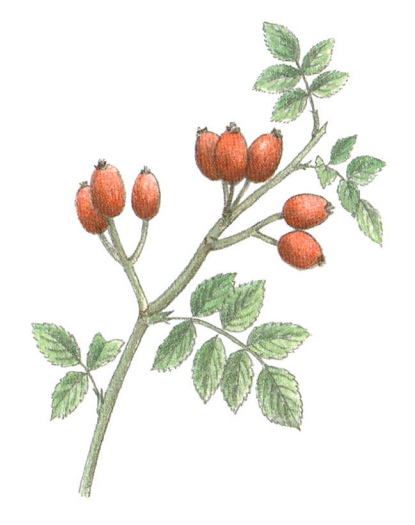

### Episode

食用としても需要の高かったドッグローズの偽果から種子を取り除き、乾燥させたハーブ。栄養価が高いことから、物資が乏しかった第二次世界大戦中のイギリスでは、ビタミン補給のためにローズヒップシロップが子供たちに配られました。

### Effect

レモンの20～40倍のビタミンCを含むといわれ、炎症や発熱でビタミンCを消耗したときの補給剤として役立ちます。ほかにもビタミンEやフラボノイド、赤い色に含まれるリコピン、β-カロテンなどを含みます。高い栄養価は、疲労回復、風邪やインフルエンザの予防にも効果を発揮。排便を促進する緩下作用があるので、便秘がちなときにも良いでしょう。豊富なビタミンCは美肌づくりにも役立ちます。とくに加齢による肌の衰えや肌荒れが気になるときにおすすめです。

**使用しているレシピ**
- 新陳代謝のアップに ➡ P80
- 便秘の改善に ➡ P82
- 子育て中のママのサポートに ➡ P90
- しっとり美肌づくりに ➡ P91
- つややか美肌づくりに ➡ P92
- エイジングスキンケアに ➡ P93
- 心と体の栄養補給に ➡ P101
- 二日酔いに ➡ P108
- 風邪 ➡ P109
- 夏バテ ➡ P111

Rosemary

# ローズマリー

あらゆるブレンドに活用できる Herbs 15

体の機能を活性化
記憶力や思考能力をアップ

アカサタナハマヤラワ

学　名 ❁ *Rosmarinus officinalis*
科　名 ❁ シソ科
別　名 ❁
和　名 ❁ マンネンロウ
使用部位 ❁ 葉

**おもな作用**
血行促進、抗酸化、消化機能促進、陽性変力作用

**適　応**
消化不良、循環不良

**注意事項** 妊娠中は使用しないでください（6ページ参照）。

入れ方　熱湯で抽出します。

**風味と香り**　突き抜けるような香りとすっきりとした後味

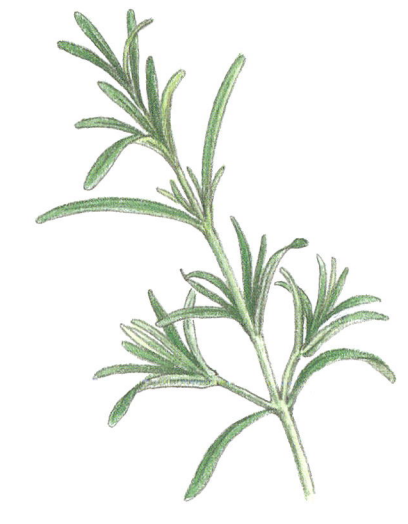

```
         甘味
          1
旨味 3        酸味
    2        3
   苦味      渋味
```

## Episode ── エピソード

　さまざまな逸話や伝説を持つハーブ。思い出、貞節、友情などの象徴として結婚や葬儀、宗教的な儀式に用いられ、疫病除けにも効力があると信じられてきました。ヨーロッパの沿岸でよく見られ、学名の Rosmarinus は「海のしずく」を意味します。

## Effect ── 効能

　血液循環を促進し、体の働きを活性化する作用に優れたハーブ。消化機能の低下、循環器系の機能低下によるさまざまな不調を和らげます。心身の疲れを癒して頭の働きをすっきりさせたいとき、活力を取り戻したいときにおすすめ。血行促進の作用により体の冷えを緩和、朝、頭がボーッとするようなときにも役立ちます。老化防止に役立つ抗酸化作用を持つ成分を含み、全身を活性化することで思考能力や記憶力もアップ。それが「若返りのハーブ」と呼ばれる所以です。

**使用しているレシピ**
● 新陳代謝のアップに → P80
● 胃もたれや消化不良の改善に → P83
● 若々しく快適な日々のために → P94
● 疲れ目 → P103
● 脂肪燃焼のサポートに → P81
● 脂っぽい食事続きが気になるときに → P86
● 集中力をアップしたい → P99
● 肩こり → P106

# 効果的に使えるハーブ 50

ここからは特徴的な役割を持つ50種類のハーブを紹介します。効能も特性があり、味も個性的なものが含まれますが、ブレンドの深みや効果をぐんと広げてくれるものばかり。それぞれの特徴をよく知り、あなたのライフスタイルや体質、味の好みに合ったハーブを選んでみてください。

## 五十音順

- アイブライト……52
- アルファルファ……52
- アンゼリカ……53
- オートムギ……53
- オレンジ……54
- カルダモン……54
- ギムネマ……55
- ギンコウ……55
- クローブ……56
- ゴツコーラ……56
- コリアンダーシード……57
- サフラワー……57
- サマーセボリー……58
- シナモン……58
- シベリアンジンセン……59
- ジュニパーベリー……59
- スイートクローバー……60
- スカルキャップ……60
- ステビア……61
- スペアミント……61
- セージ……62
- セントジョーンズワート……62
- ソーパルメット……63
- タイム……63
- ダンディライオンリーフ……64
- チェストツリー……64
- バーチバーク……65
- バードック……65
- パッションフラワー……66
- バレリアン……66
- ヒース……67
- フィーバーフュー……67
- フェンネル……68
- ホーステール……68
- ホーソンベリー……69
- ホワイトウィロウ……69
- マーシュマロウ……70
- マテ……70
- マレイン……71
- ミルクシスル……71
- ヤロウ……72
- ラベンダー……72
- リコリス……73
- リンデン……73
- ルイボス……74
- レッドクローバー……74
- レモンバーベナ……75
- レモンマートル……75
- ローズピンク……76
- ローズレッド……76
- ワイルドストロベリー……76

## アルファベット順

- Alfalfa……52
- Angelica……53
- Birch Bark……65
- Burdock……65
- Cardamom……54
- Chaste Tree……64
- Cinnamon……58
- Clove……56
- Coriander Seed……57
- Dandelion Leaf……64
- Eyebright……52
- Fennel……68
- Feverfew……67
- Ginkgo……55
- Gotu Kola……56
- Gymnema……55
- Hawthorn Berry……69
- Heath……67
- Horsetail……68
- Juniper Berry……59
- Lavender……72
- Lemon Myrtle……75
- Lemon Verbena……75
- Licorice……73
- Linden Flower……73
- Marshmallow……70
- Maté……70
- Milk Thistle……71
- Mullein……71
- Oats……53
- Orange Peel……54
- Passion Flower……66
- Red Clover……74
- Rooibos……74
- Rose Pink……76
- Rose Red……76
- Safflower……57
- Sage……62
- Saw Palmetto……63
- Siberian Ginseng……59
- Skullcap……60
- Spearmint……61
- Stevia……61
- St. John's Wort……62
- Summer Savory……58
- Sweet Clover……60
- Thyme……63
- Valerian……66
- White Willow……69
- Wild Strawberry……76
- Yarrow……72

## Eyebright
# アイブライト

眼精疲労、結膜炎、
まぶたの腫れ
あらゆる目のトラブルに

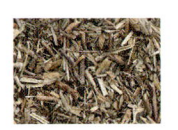

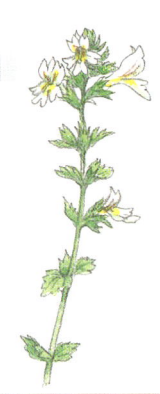

| 学名 | *Euphrasia officinalis* |
|---|---|
| 科名 | ハマウツボ科 |
| 別名 | — |
| 和名 | コゴメグサ |
| 使用部位 | 地上部 |

**おもな作用**
殺菌、収斂、消炎

**適応**
眼瞼炎、結膜炎、麦粒腫、眼精疲労

入れ方　熱湯で抽出します。

**風味と香り**　わずかに苦味はあるが、あまりクセのない味

### Episode
"Eyebright"という名が表しているように、14世紀頃からさまざまな文献で目に効能のあるハーブとして紹介されています。学名のEuphrasiaは、ギリシャ神話の美の女神"Euphrosyne"に由来します。

### Effect
粘膜の炎症を鎮める消炎作用や殺菌作用があり、まぶたの腫れ、結膜炎などの症状緩和に役立ちます。眼精疲労にも良いため、OAワークの合間のブレイクタイムに利用するのも良いでしょう。花粉症による目のかゆみ、涙目などの緩和にも効果を発揮します。

**使用しているレシピ**
- 疲れ目に➡P103
- 花粉症➡P110

---

## Alfalfa
# アルファルファ

ビタミン・ミネラルともに豊富
体内をすっきりさせたいときに

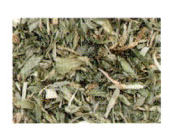

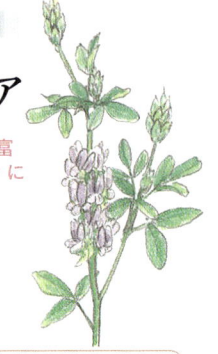

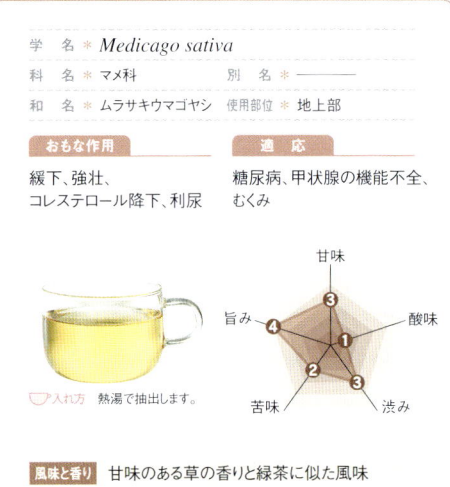

| 学名 | *Medicago sativa* |
|---|---|
| 科名 | マメ科 |
| 別名 | — |
| 和名 | ムラサキウマゴヤシ |
| 使用部位 | 地上部 |

**おもな作用**
緩下、強壮、コレステロール降下、利尿

**適応**
糖尿病、甲状腺の機能不全、むくみ

入れ方　熱湯で抽出します。

**風味と香り**　甘味のある草の香りと緑茶に似た風味

### Episode
中央アジアを原産とする植物で、日本での栽培は明治時代に始まったとされています。非常に栄養価が高い牧草として使われ、和名では「紫馬肥やし」という名で呼ばれます。

### Effect
ビタミンとミネラルを多く含み、野菜としてもサラダなどで食されます。便の排出を促す緩下作用、尿の量を増やす利尿作用があるので、体内に溜まった老廃物を排出してすっきりさせたいときに良いハーブ。コレステロール値を穏やかに下げる作用もあります。

**使用しているレシピ**
- むくみの解消に➡P79
- 糖分の摂り過ぎが気になるときに➡P84
- 脂っぽい食事続きが気になるときに➡P86

Chapter 3　65のハーブプロフィール

## Angelica
# アンゼリカ

胃腸の調子を整え
体力を強壮
生理不順や生理痛にも

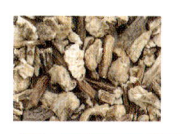

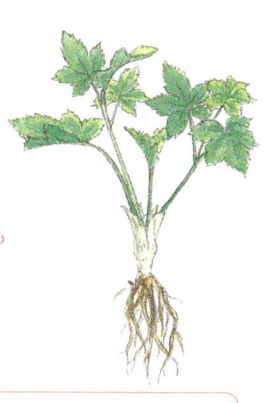

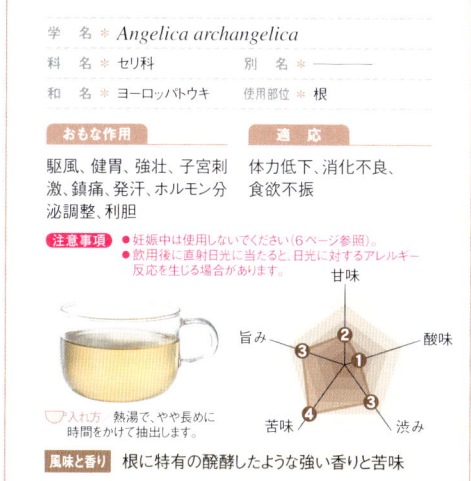

| | | | |
|---|---|---|---|
| 学　名 | *Angelica archangelica* | | |
| 科　名 | セリ科 | 別　名 | ── |
| 和　名 | ヨーロッパトウキ | 使用部位 | 根 |

**おもな作用**
駆風、健胃、強壮、子宮刺激、鎮痛、発汗、ホルモン分泌調整、利胆

**適　応**
体力低下、消化不良、食欲不振

**注意事項**
● 妊娠中は使用しないでください（6ページ参照）。
● 飲用後に直射日光に当たると、日光に対するアレルギー反応を生じる場合があります。

入れ方　熱湯で、やや長めに時間をかけて抽出します。

**風味と香り**　根に特有の醗酵したような強い香りと苦味

### Episode
名前の語源は"Angel（天使）"。ある修道士の夢に大天使ミカエルが現れ、この根が持つ疫病を治す薬効を説いたことに由来するといわれます。また漢方の当帰（トウキ）とは近縁種にあたります。

### Effect
胃腸の調子を整える作用に優れ、消化不良や食欲不振によく用いられます。体力を強壮する働きもあり、体力低下時にも有効。ほかにも、子宮の働きを活発にする作用や鎮痛作用が生理不順や生理痛の緩和に役立つなど、幅広い効能を持つハーブです。

**使用しているレシピ**
● 生理にまつわる不調に ➡ P87

## Oats
# オートムギ

ビタミン・ミネラルが豊富
肉体的・精神的な
疲労の回復に

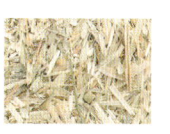

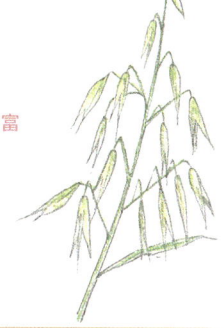

| | | | |
|---|---|---|---|
| 学　名 | *Avena sativa* | | |
| 科　名 | イネ科 | 別　名 | オーツ、オート |
| 和　名 | マカラスムギ、エンバク | 使用部位 | 地上部 |

**おもな作用**
滋養強壮、精神安定、鎮静、利尿

**適　応**
神経衰弱、虚弱、ストレス、精神疲労、タバコ中毒

入れ方　熱湯で抽出します。

**風味と香り**　どこか懐かしさを感じる草の香りとふわりとした甘味

### Episode
ヨーロッパでは古くから食用として栽培され、オートミール、オートブランとして知られる栄養価の高いハーブ。過去にはモルヒネやタバコの中毒治療に利用されたこともあります。

### Effect
ビタミンやミネラル、たんぱく質を豊富に含んでおり、滋養強壮に優れています。精神を安定させる作用や鎮静作用があるため、ストレスや緊張を和らげたいとき、イライラを鎮めたいときにおすすめ。肉体面と精神面、両方の疲労回復・栄養補給をサポートします。

**使用しているレシピ**
● 更年期のケアに ➡ P88　● 緊張をほぐしたい ➡ P96
● イライラを鎮めたい ➡ P100　● 心と体の栄養補給に ➡ P101
● 疲労 ➡ P102　● 夏バテ ➡ P111

日常的に使えるHerbs 50

Chapter 3　Herbs profile 65

## Orange Peel
# オレンジ

胃液を分泌して
消化を促進
緊張を和らげ気力アップ

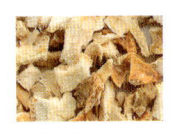

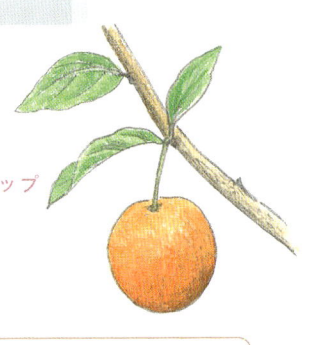

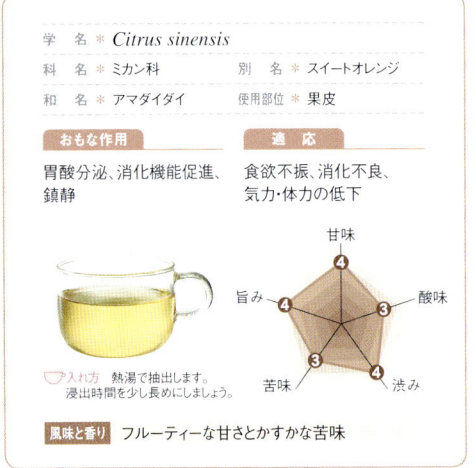

| | | | |
|---|---|---|---|
| 学　名 | * *Citrus sinensis* | | |
| 科　名 | * ミカン科 | 別　名 | * スイートオレンジ |
| 和　名 | * アマダイダイ | 使用部位 | * 果皮 |

**おもな作用**　胃酸分泌、消化機能促進、鎮静

**適応**　食欲不振、消化不良、気力・体力の低下

**入れ方**　熱湯で抽出します。浸出時間を少し長めにしましょう。

レーダーチャート: 甘味 4／酸味 3／渋み 4／苦味 3／旨み 4

**風味と香り**　フルーティーな甘さとかすかな苦味

### 🌿 Episode　　エピソード

オレンジの皮を乾燥させたハーブ。ミカン科の果皮を活用する例は世界中にあり、中国では橘皮・陳皮として漢方にも使われ、果皮のほか花や葉からは香り高い精油が抽出されます。

### 🌿 Effect　　効能

胃液の分泌を促して、消化機能を活発にする作用があり、食欲不振や消化不良に役立つハーブ。代謝アップにも有効です。鎮静作用もあり、甘酸っぱいフルーティーな香りは不安や緊張を和らげ、気力の回復を助けます。ストレスが続いて眠れない夜にもおすすめです。

**使用しているレシピ**
- 胃もたれや消化不良の改善に ➡ P83　● 気分転換(リフレッシュ)したい ➡ P98
- 冷え性 ➡ P105

---

## Cardamom
# カルダモン

スパイシーな香りで
食欲増進、食べ過ぎや
胃もたれも改善

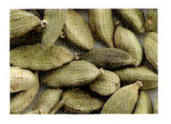

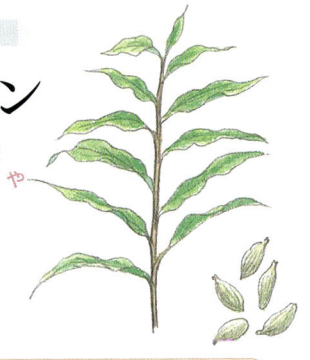

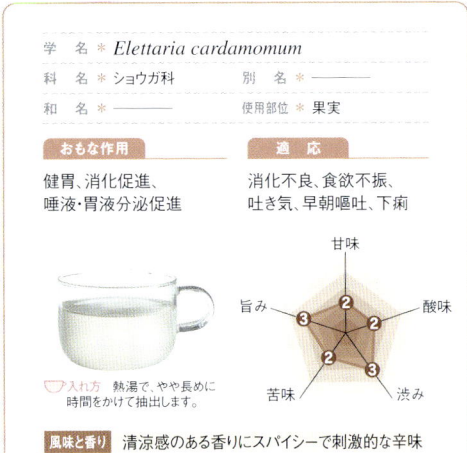

| | | | |
|---|---|---|---|
| 学　名 | * *Elettaria cardamomum* | | |
| 科　名 | * ショウガ科 | 別　名 | * ―― |
| 和　名 | * ―― | 使用部位 | * 果実 |

**おもな作用**　健胃、消化促進、唾液・胃液分泌促進

**適応**　消化不良、食欲不振、吐き気、早朝嘔吐、下痢

**入れ方**　熱湯で、やや長めに時間をかけて抽出します。

レーダーチャート: 甘味 2／酸味 2／渋み 3／苦味 3／旨み 3

**風味と香り**　清涼感のある香りにスパイシーで刺激的な辛味

### 🌿 Episode　　エピソード

「スパイスの女王」と呼ばれるほど、スパイスとしての長い歴史を持つハーブ。アラビアでは歓待する気持ちの象徴といわれ、来客にはカルダモンコーヒーをふるまう習慣があります。

### 🌿 Effect　　効能

カレーを連想させるスパイシーな香りは食欲をそそり、消化を促す作用もあります。食後のお茶に良く、とくに食べ過ぎたときや、胃もたれするときに役立ちます。果実をそのまま噛むと口の中がすっきりして、口臭予防になります。

Chapter 3 ❦ 65のハーブプロフィール

## Gymnema
# ギムネマ

糖分の吸収を
抑制する作用は
ダイエットの味方

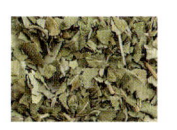

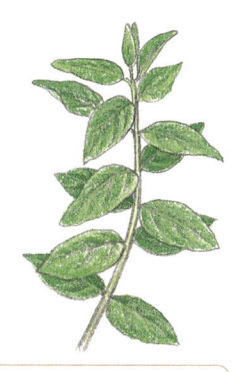

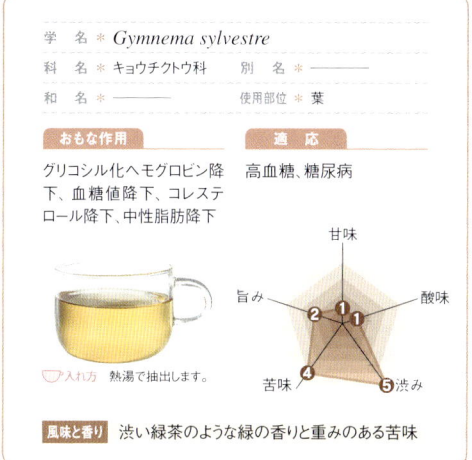

学　名 ＊ *Gymnema sylvestre*
科　名 ＊ キョウチクトウ科
別　名 ＊
和　名 ＊　　　　　　使用部位 ＊ 葉

**おもな作用**
グリコシル化ヘモグロビン降下、血糖値降下、コレステロール降下、中性脂肪降下

**適　応**
高血糖、糖尿病

入れ方　熱湯で抽出します。

**風味と香り**　渋い緑茶のような緑の香りと重みのある苦味

### Episode　　　エピソード
　アーユルヴェーダでは糖尿病をはじめ、さまざまな症状に用いられます。この葉を噛んで甘いものを食べると甘味を感じないことから、インドでは砂糖を壊すハーブと考えられました。

### Effect　　　効能
　糖分の吸収を抑える作用があり、血糖値を下げる働きから、糖尿病に良い効果をもたらすといわれているハーブ。コレステロールや中性脂肪の低下にも効果が期待できます。甘味に対する欲求を抑えるため、ダイエットにもおすすめです。

**使用しているレシピ**
● 糖分の摂り過ぎが気になるときに ➡ P84

---

## Ginkgo
# ギンコウ

血管を拡張して
血液循環を活性化
集中力、記憶力をアップ

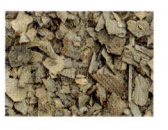

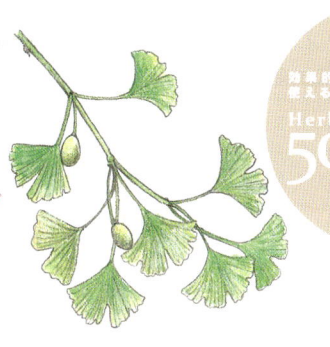

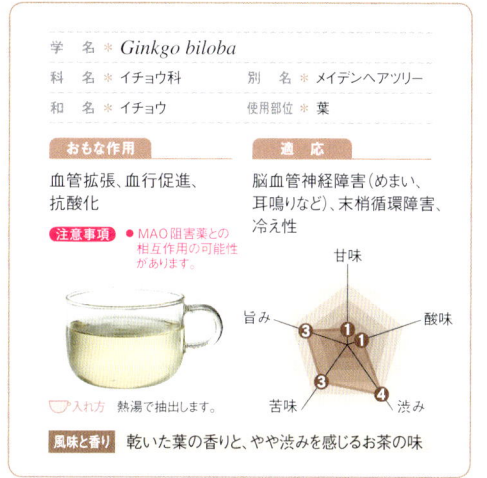

学　名 ＊ *Ginkgo biloba*
科　名 ＊ イチョウ科
別　名 ＊ メイデンヘアツリー
和　名 ＊ イチョウ　　使用部位 ＊ 葉

**おもな作用**
血管拡張、血行促進、抗酸化

**注意事項** ● MAO阻害薬との相互作用の可能性があります。

**適　応**
脳血管神経障害（めまい、耳鳴りなど）、末梢循環障害、冷え性

入れ方　熱湯で抽出します。

**風味と香り**　乾いた葉の香りと、やや渋みを感じるお茶の味

### Episode　　　エピソード
　街路樹として神社・お寺でよく見かける親しみのあるハーブ。2億年以上前から生育しており、生命力が強く寿命も長いことから、長寿の象徴とされています。

### Effect　　　効能
　血管を拡張して血流を良くし、心身の機能を高める働きがあります。血行を促進して、肩こりや疲れ目の緩和にも有効。脳の血液循環も活発にすることから、集中力や記憶力のアップにもおすすめです。エキス製剤の認知症への働きについては、さまざまな研究報告がされています。

**使用しているレシピ**
● 若々しく快活な日々のために ➡ P94　● 集中力をアップしたい ➡ P99
● 疲れ目 ➡ P103　● 肩こり ➡ P106

Chapter 3 ❦ Herbs profile 65

## Clove
### クローブ

歯医者を思わせる香り
歯痛や炎症の緩和に

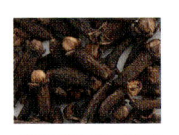

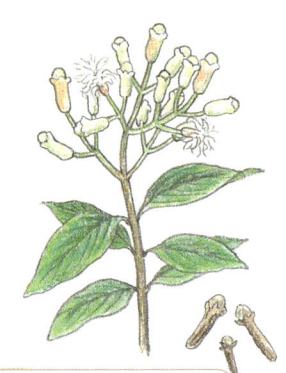

- 学名 * *Eugenia caryophyllata*
- 科名 * フトモモ科
- 別名 * ―
- 和名 * チョウジ
- 使用部位 * 蕾

**おもな作用**
抗菌、鎮痛

**適応**
歯痛、口腔咽頭の炎症

入れ方 熱湯で抽出します。

**風味と香り** 薬臭さのある刺激的な香りとスパイシーな風味

#### Episode
中国でも漢方薬に使われ、古くから高価なハーブとして有名。欧米ではクリスマスに、クローブをオレンジにびっしり挿したポマンダーを飾る習慣があります。

#### Effect
かつて、歯医者で歯痛を鎮めたり、局所麻酔に使われたハーブで、その香りは、歯医者をイメージさせます。歯痛がしたら、乾燥したクローブを噛むと痛みが和らぐほか、口の中やのどの炎症を緩和する働きも。抗菌作用もあり、口臭予防にもおすすめです。

## Gotu Kola
### ゴツコーラ

脳の働きを活性化
リラックスや
リフレッシュにも

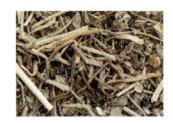

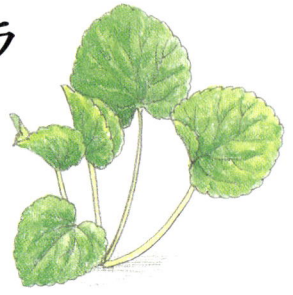

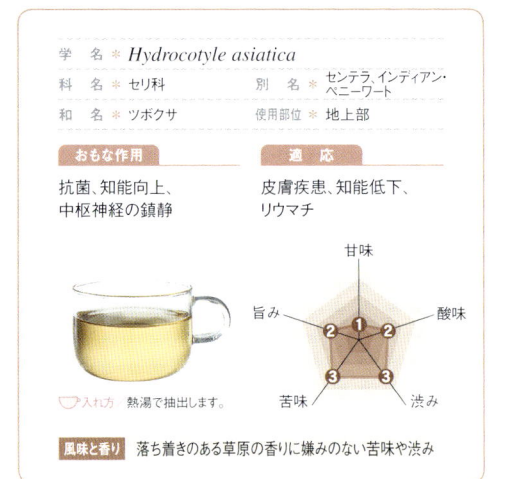

- 学名 * *Hydrocotyle asiatica*
- 科名 * セリ科
- 別名 * センテラ、インディアン・ペニーワート
- 和名 * ツボクサ
- 使用部位 * 地上部

**おもな作用**
抗菌、知能向上、中枢神経の鎮静

**適応**
皮膚疾患、知能低下、リウマチ

入れ方 熱湯で抽出します。

**風味と香り** 落ち着きのある草原の香りに嫌みのない苦味や渋み

#### Episode
アジアでは古くからアーユルヴェーダなどにも活用され、長寿のハーブとして知られていました。精神力を養うともいわれ、注目が集まっています。

#### Effect
脳の働きを活性化する働きから、知能向上、記憶力や集中力アップに良い効果をもたらすといわれます。中枢神経を鎮静する作用もあり、リラックスしたいときやリフレッシュしたいときにおすすめ。皮膚の深部を回復する作用もあり、美肌づくりにも役立ちます。

**使用しているレシピ**
- エイジングスキンケアに ➡ P93
- 気分転換(リフレッシュ)したい ➡ P98
- 集中力をアップしたい ➡ P99
- 疲労 ➡ P102

Chapter 3　65のハーブプロフィール

## Coriander Seed
# コリアンダーシード

胃腸を整えて消化を
サポート、食前食後の
お茶におすすめ

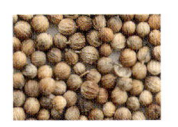

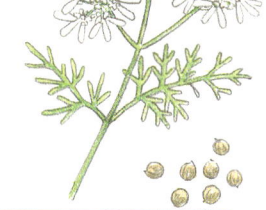

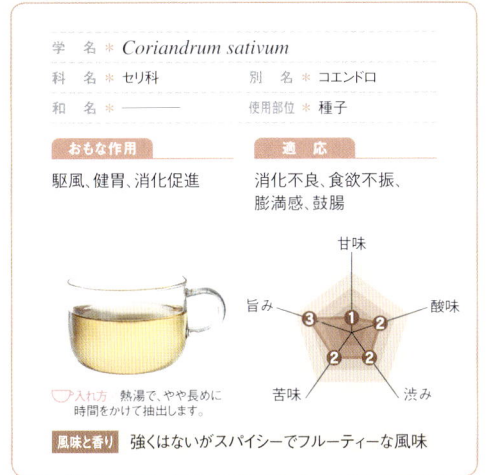

|   |   |   |   |
|---|---|---|---|
| 学　名 | * Coriandrum sativum | | |
| 科　名 | * セリ科 | 別　名 | * コエンドロ |
| 和　名 | * — | 使用部位 | * 種子 |

**おもな作用**　駆風、健胃、消化促進

**適　応**　消化不良、食欲不振、膨満感、鼓腸

▽入れ方　熱湯で、やや長めに時間をかけて抽出します。

**風味と香り**　強くはないがスパイシーでフルーティーな風味

### 🌱 Episode　エピソード
コリアンダーは古代エジプト時代から料理や薬に用いられ、エスニック料理でもおなじみ。タイでは"パクチー"、中国では"香菜"と呼ばれ、おもに葉が使われます。

### 🌱 Effect　効能
料理では葉も種子も用いますが、薬用としてはおもに種子が用いられます。消化を助け、胃腸の働きを整える作用に優れたハーブで、食前食後のお茶におすすめ。食べ過ぎたあとの胃もたれ、おなかにガスが溜まった不快感を和らげるほか、便秘の解消にも役立ちます。

**使用しているレシピ**
● 便秘の改善に→P82

## Safflower
# サフラワー

血行を促進して
冷えを緩和
生理不順にも効果

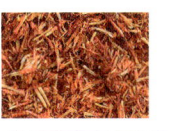

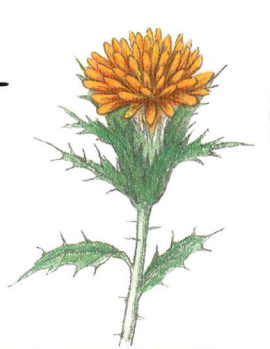

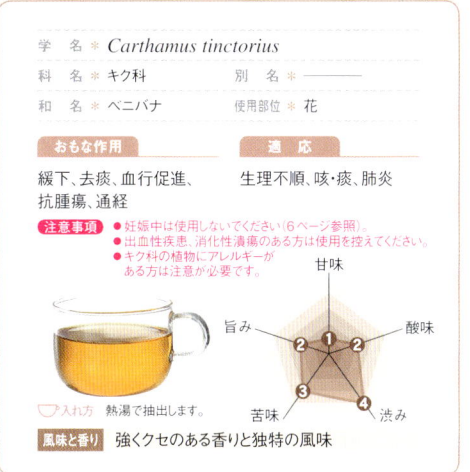

|   |   |   |   |
|---|---|---|---|
| 学　名 | * Carthamus tinctorius | | |
| 科　名 | * キク科 | 別　名 | * — |
| 和　名 | * ベニバナ | 使用部位 | * 花 |

**おもな作用**　緩下、去痰、血行促進、抗腫瘍、通経

**適　応**　生理不順、咳・痰、肺炎

**注意事項**
● 妊娠中は使用しないでください(6ページ参照)。
● 出血性疾患、消化性潰瘍のある方は使用を控えてください。
● キク科の植物にアレルギーがある方は注意が必要です。

▽入れ方　熱湯で抽出します。

**風味と香り**　強くクセのある香りと独特の風味

### 🌱 Episode　エピソード
和名は「ベニバナ」と呼ばれ、花は食用されるほか、鮮やかなオレンジ色を出す染料として利用されたハーブ。日本でも江戸時代に盛んに栽培され、口紅やほお紅の原料として使われていました。

### 🌱 Effect　効能
血行を促す作用があり、体内循環を良くして体を温め、冷え性や肩こりの改善に役立つハーブ。月経を促し、周期を整える通経作用があるので、生理不順や更年期の症状にも効果を発揮します。痰を取り除き、咳を鎮める働きもあります。

**使用しているレシピ**
● 脂肪燃焼のサポートに→P81　● 生理にまつわる不調に→P87
● 冷え性→P105　● 肩こり→P106

効果的に使える Herbs 50

## Summer Savory
# サマーセボリー

消化不良や
ガスの滞留など
胃腸のトラブルを改善

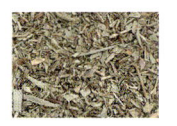

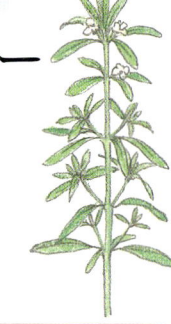

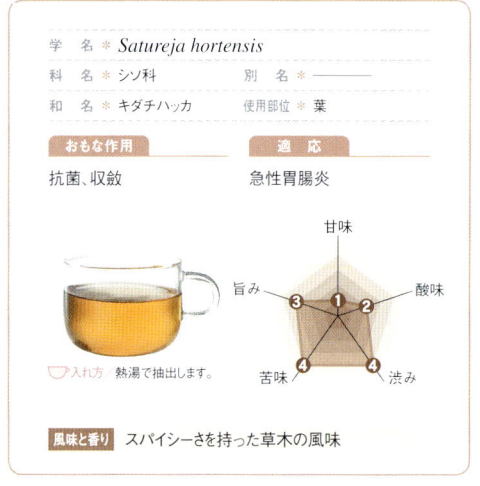

| | | | |
|---|---|---|---|
| 学名 | *Satureja hortensis* | | |
| 科名 | シソ科 | 別名 | — |
| 和名 | キダチハッカ | 使用部位 | 葉 |

**おもな作用**　抗菌、収斂

**適応**　急性胃腸炎

**入れ方**　熱湯で抽出します。

**風味と香り**　スパイシーさを持った草木の風味

### Episode
強く刺激的な香りがするハーブで、古くから料理用スパイスとして親しまれています。中でも豆料理との相性の良さはとくに有名。シェイクスピアの作品『冬物語』にも登場します。

### Effect
消化不良や胃もたれ、おなかにガスが溜まるなど、胃腸のトラブルに効果を発揮するハーブ。急性の胃腸炎にも有効です。胃腸が弱っていると感じたら、食後のお茶として飲むと良いでしょう。強い香りは、リフレッシュしたいときにもおすすめです。

---

## Cinnamon
# シナモン

体を温めて
身体機能を活性化
消化器系の不調全般に

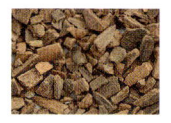

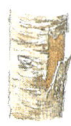

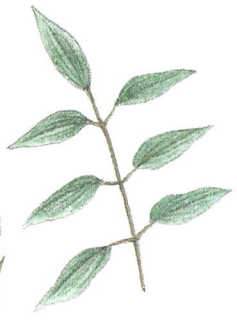

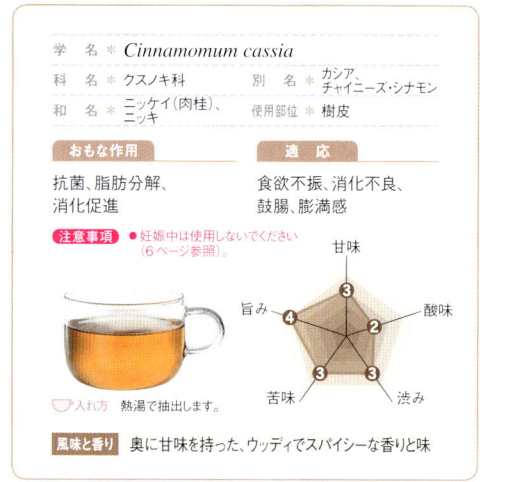

| | | | |
|---|---|---|---|
| 学名 | *Cinnamomum cassia* | | |
| 科名 | クスノキ科 | 別名 | カシア、チャイニーズ・シナモン |
| 和名 | ニッケイ(肉桂)、ニッキ | 使用部位 | 樹皮 |

**おもな作用**　抗菌、脂肪分解、消化促進

**適応**　食欲不振、消化不良、鼓腸、膨満感

**注意事項**　●妊娠中は使用しないでください（6ページ参照）。

**入れ方**　熱湯で抽出します。

**風味と香り**　奥に甘味を持った、ウッディでスパイシーな香りと味

### Episode
旧約聖書にも登場するほど親しまれているスパイス。学名の異なるセイロン・ニッケイ（C.zeylanicum）と区別してカシアとも呼ばれますが、総称してシナモンといわれることが多く、どちらも似た目的で使われています。

### Effect
体を温めて血液の流れを良くし、体の機能全般を活性化し、新陳代謝もアップ。体の冷えや風邪の初期症状を和らげるほか、消化器系のトラブルにも効果を発揮します。食欲不振や消化不良、吐き気やおなかのはり、冷えが原因の不調などに有効です。

**使用しているレシピ**
- 脂肪燃焼のサポートに→P81
- 冷え性→P105

Chapter 3 ☘ 65のハーブプロフィール

## Siberian Ginseng
# シベリアン ジンセン
体力・気力ともにアップ
抵抗力ある心身に

| | | | |
|---|---|---|---|
| 学 名 | *Eleutherococcus senticosus* | | |
| 科 名 | ウコギ科 | 別 名 | エレウテロ |
| 和 名 | エゾウコギ、シゴカ(刺五加) | 使用部位 | 根 |

**おもな作用**　感染予防、強壮

**適応**　肉体疲労、持久力の低下、病後の体力低下

**注意事項**
● 高血圧の方は使用に注意が必要です。

**入れ方**　熱湯で、やや長めに時間をかけて抽出します。

**風味と香り**　ほっこりとした根の香りとクセがなくやや甘味のある飲みやすい味

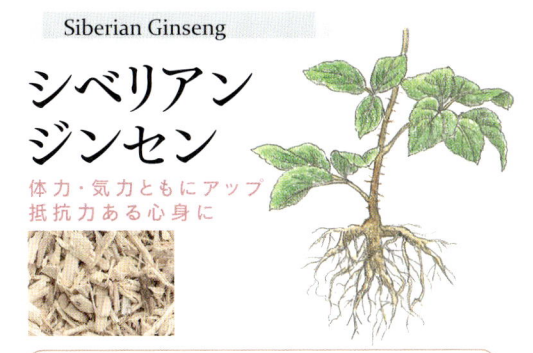

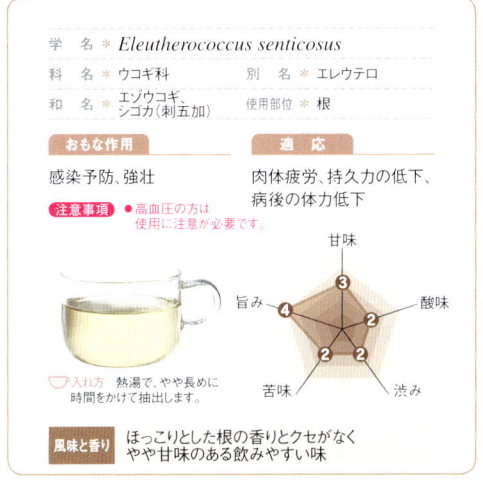

### ☘ Episode　　　　　　　　エピソード

中国では、2000年も前から「気」を高めるハーブとして活用されたと伝えられています。旧ソ連では、運動選手や宇宙飛行士の身体能力の向上、集中力持続のために使われたそうです。

### ☘ Effect　　　　　　　　　効能

肉体的にも精神的にも滋養強壮となるハーブ。疲労の回復、持久力・体力のアップに有効なのはもちろん、精神的なストレスに対しても抵抗力をつけるといわれています。風邪をはじめとする病気、加齢による体力・気力の低下にも有効です。

**使用しているレシピ**
● 若々しく快活な日々のために➡P94　● 疲労➡P102
● 風邪➡P109　● 夏バテ➡P111

---

## Juniper Berry
# ジュニパーベリー
利尿作用に優れ
体内の老廃物を
すっきり排出

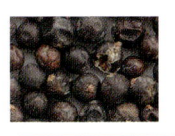

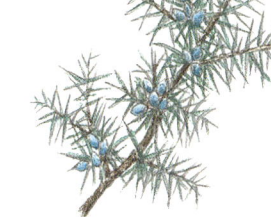

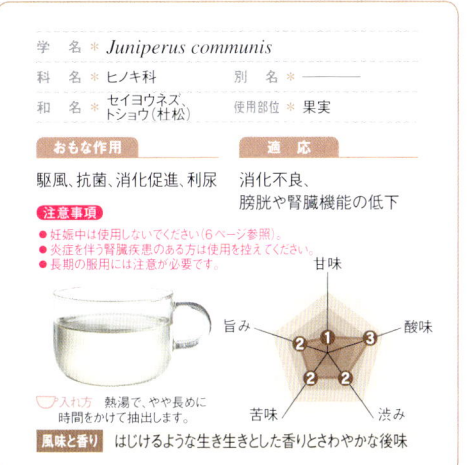

日常的に使える Herbs 50

| | | | |
|---|---|---|---|
| 学 名 | *Juniperus communis* | | |
| 科 名 | ヒノキ科 | 別 名 | ― |
| 和 名 | セイヨウネズ、トショウ(杜松) | 使用部位 | 果実 |

**おもな作用**　駆風、抗菌、消化促進、利尿

**適応**　消化不良、膀胱や腎臓機能の低下

**注意事項**
● 妊娠中は使用しないでください(6ページ参照)。
● 炎症を伴う腎臓疾患のある方は使用を控えてください。
● 長期の服用には注意が必要です。

**入れ方**　熱湯で、やや長めに時間をかけて抽出します。

**風味と香り**　はじけるような生き生きとした香りとさわやかな後味

### ☘ Episode　　　　　　　　エピソード

ヨーロッパでは、魔除けになる木として大切にされ、聖書にも登場します。かつては、空気を浄化するために、病室や学校で枝を燃やす習慣がありました。ジンの香り付けにも使われています。

### ☘ Effect　　　　　　　　　効能

膀胱や腎臓に働きかけて、排尿を促進するため、体内の老廃物排出を促す効果が期待できます。水分の排出によるむくみの改善はもちろん、おなかに溜まったガスを出し、消化の促進にも役立ちます。体の中からすっきりきれいにするハーブです。

**使用しているレシピ**
● むくみの解消に➡P79

Chapter 3 ☘ Herbs profile 65　59

## Sweet Clover
# スイートクローバー

静脈還流や
リンパ液の流れを促進
うっ血改善や血栓予防に

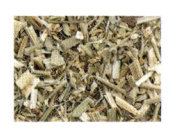

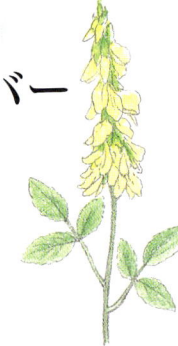

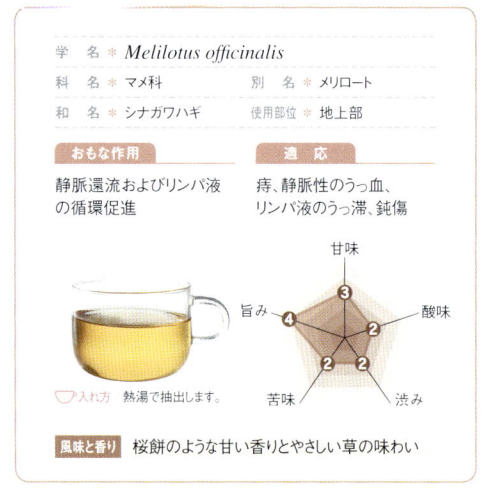

| | | | |
|---|---|---|---|
| 学名 | *Melilotus officinalis* | | |
| 科名 | マメ科 | 別名 | メリロート |
| 和名 | シナガワハギ | 使用部位 | 地上部 |

**おもな作用**
静脈還流およびリンパ液
の循環促進

**適応**
痔、静脈性のうっ血、
リンパ液のうっ滞、鈍傷

入れ方　熱湯で抽出します。

**風味と香り**　桜餅のような甘い香りとやさしい草の味わい

### 🌱 Episode　　エピソード
学名の Melilotus は、ラテン語の "Mel（はちみつ）" と "Lotus（睡蓮）" に由来。特有の甘い香りはクマリンと呼ばれる芳香成分によるもの。桜餅の香りもこれによるもので、秋の七草のフジバカマにも含まれます。

### 🌱 Effect　　効能
リンパ液の循環を良くするため、余分な水分や老廃物の排出を促進。むくみの解消や二日酔いの緩和に役立ちます。静脈に対する効能が広く知られるハーブで、静脈性のうっ血改善や血栓予防にも作用。血管のうっ血が原因となる痔、けがによる軽い内出血などにも有効です。

**使用しているレシピ**
● むくみの解消に ➡ P79　　● 二日酔い ➡ P108

---

## Skullcap
# スカルキャップ

緊張や不安を和らげ
精神的ストレスからくる
不眠や身体的症状も緩和

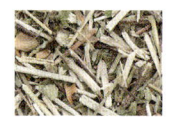

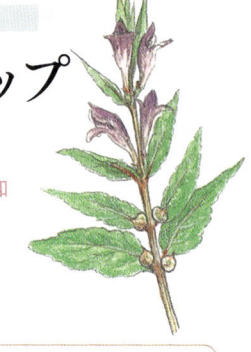

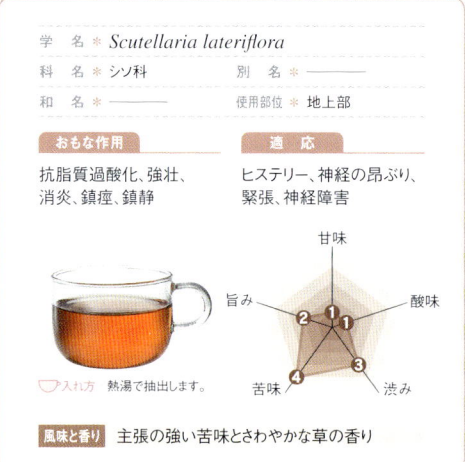

| | | | |
|---|---|---|---|
| 学名 | *Scutellaria lateriflora* | | |
| 科名 | シソ科 | 別名 | ー |
| 和名 | ー | 使用部位 | 地上部 |

**おもな作用**
抗脂質過酸化、強壮、
消炎、鎮痙、鎮静

**適応**
ヒステリー、神経の昂ぶり、
緊張、神経障害

入れ方　熱湯で抽出します。

**風味と香り**　主張の強い苦味とさわやかな草の香り

### 🌱 Episode　　エピソード
アメリカの先住民も動物の咬み傷などに使ったハーブ。花の萼の形がヘルメットに似ていることから、"Skull（頭蓋骨）" と "Cap（縁のない帽子）" を合わせた名がつけられたと伝えられます。

### 🌱 Effect　　効能
緊張、不安、興奮、ヒステリーなど、精神的なストレスを緩和し、神経を強壮するハーブ。月経前症候群（PMS）や更年期など、女性特有の気持ちの揺れ、うつの症状などを癒します。ストレスを原因とする頭痛や腹痛などの身体的な症状、不眠にも有効です。

**使用しているレシピ**
● 緊張をほぐしたい ➡ P96

Chapter 3 65のハーブプロフィール

## Stevia
# ステビア

自然の甘味料として活用
高血糖や高血圧治療の
サポートに

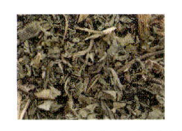

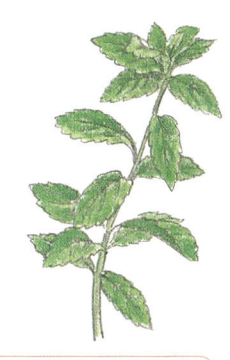

| | | | |
|---|---|---|---|
| 学 名 | * Stevia rebaudiana | | |
| 科 名 | * キク科 | 別 名 | * ── |
| 和 名 | * ── | 使用部位 | * 葉 |

**おもな作用**　矯味（甘味）
**適応**　高血糖、高血圧

**注意事項**
● キク科の植物にアレルギーがある方は注意が必要です。

入れ方　熱湯で抽出します。

**風味と香り**　強い甘味と後味にわずかな渋み

### Episode
ステビオシドという甘味成分を含んでおり、これはショ糖の100倍以上の甘味があるといわれます。南米の先住民はこのハーブを甘味料としてはもちろんのこと、薬草としても利用しました。

### Effect
ノンカロリーの天然甘味料としても有名で、糖分を控えたいダイエット時にも役立ちます。近年では、高血糖や高血圧の治療のサポートとしての利用も注目されているハーブ。また、精神的ストレスの軽減にも良いとされています。

## Spearmint
# スペアミント

胃腸の不調を改善
ムカムカを鎮め
気分をすっきりさわやかに

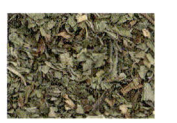

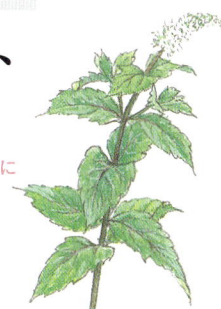

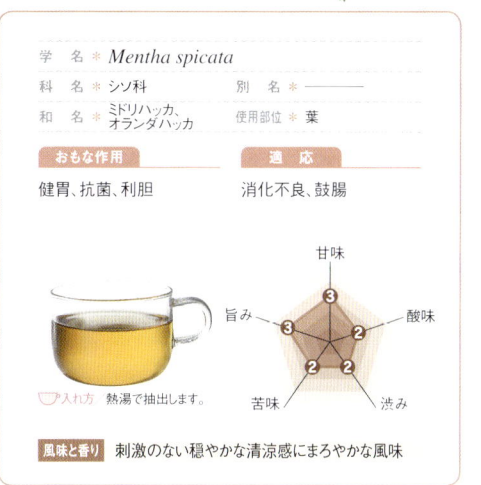

| | | | |
|---|---|---|---|
| 学 名 | * Mentha spicata | | |
| 科 名 | * シソ科 | 別 名 | * ── |
| 和 名 | * ミドリハッカ、オランダハッカ | 使用部位 | * 葉 |

**おもな作用**　健胃、抗菌、利胆
**適応**　消化不良、鼓腸

入れ方　熱湯で抽出します。

**風味と香り**　刺激のない穏やかな清涼感にまろやかな風味

### Episode
学名は、ラテン語の"思考（Mentha）"に由来。ペパーミント（49ページ参照）の近縁種で、似た作用を持ちますが、こちらはメントールを含まないので、味も働きも穏やかです。

### Effect
胃腸の働きを整え、消化不良の改善やおなかに溜まったガスの排出に役立ちます。胃のムカムカを鎮めて、気分をすっきりさせるので、乗り物酔いや二日酔いにもおすすめ。そのさわやかな香りは、リフレッシュしたいときにぴったりです。

効果的に使える Herbs 50

Chapter 3　Herbs profile 65　61

## セージ
Sage

のどや口腔内の
炎症を緩和
汗対策にも

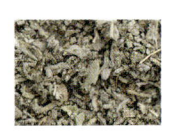

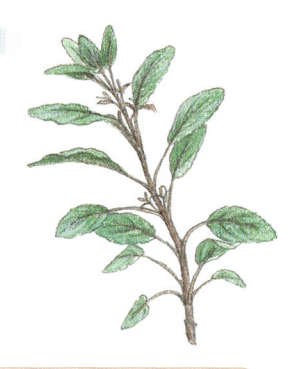

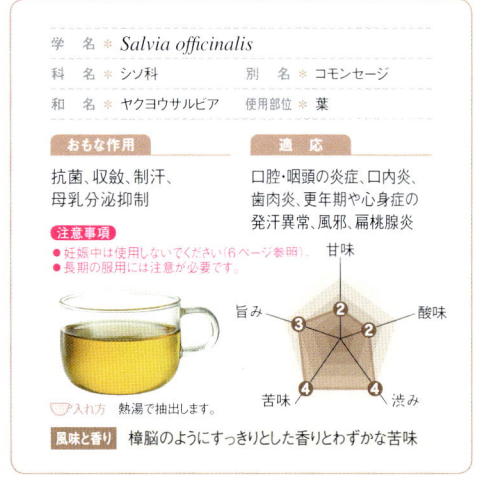

- 学名 ＊ *Salvia officinalis*
- 科名 ＊ シソ科
- 別名 ＊ コモンセージ
- 和名 ＊ ヤクヨウサルビア
- 使用部位 ＊ 葉

**おもな作用**
抗菌、収斂、制汗、母乳分泌抑制

**適応**
口腔・咽頭の炎症、口内炎、歯肉炎、更年期や心身症の発汗異常、風邪、扁桃腺炎

**注意事項**
- 妊娠中は使用しないでください（6ページ参照）。
- 長期の服用には注意が必要です。

入れ方 熱湯で抽出します。

**風味と香り** 樟脳のようにすっきりとした香りとわずかな苦味

### Episode
学名の Salvia はラテン語の "Salveo（私は健康）"、"Sadvere（治療する）" に由来。古くから薬用植物として知られ、ディオスコリデス（10 ページ参照）も傷の治療に用いています。

### Effect
健康作用の豊富なハーブですが、中でも抗菌作用に優れており、風邪など感染症の予防、のどや口腔内の炎症に活躍。ハーブティーとして飲むほか、うがいに使われることも。制汗作用・収斂作用もあり、更年期の汗（ホットフラッシュ）などにも役立ちます。

**使用しているレシピ**
- 更年期のケアに ⇒ P88

---

## セントジョーンズワート
St. John's Wort

落ち込んだ
気持ちに光を差す
心のサプリメント

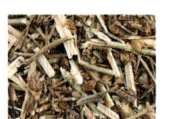

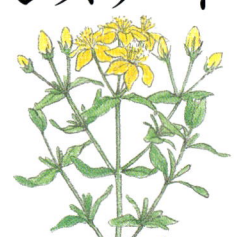

- 学名 ＊ *Hypericum perforatum*
- 科名 ＊ オトギリソウ科
- 別名 ＊
- 和名 ＊ セイヨウオトギリソウ
- 使用部位 ＊ 地上部

**おもな作用**
抗うつ、消炎、鎮静

**適応**
神経疲労、軽中度のうつ、季節性感情障害、月経前症候群

**注意事項** ＊欄外参照
- MAO 阻害薬との相互作用の可能性があります。
- 飲用後に直射日光に当たると、日光に対するアレルギー反応を生じる場合があります。

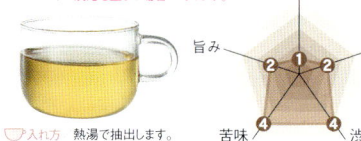

入れ方 熱湯で抽出します。

**風味と香り** 甘味を含んだ複雑な香りと苦味や渋みのある大地の風味

### Episode
ヨーロッパでは、魔除けの力があると信じられたハーブ。夏至には、さまざまな天災や魔女から身を守るために、玄関に枝を吊るす習慣がありました。

### Effect
抗うつや鎮静の作用があり、うつ状態や神経の疲労など、精神面のストレス緩和に用いられます。季節性の感情障害、月経前症候群（PMS）、更年期特有の沈みがちな気分にも有効。心に疲れを感じたとき、気分がすぐれないときに試したいハーブです。

**注意事項**
- 医薬品との相互作用について注意が必要です。とくに、インジナビル（抗HIV薬）、ジゴキシン（強心薬）、シクロスポリン（免疫抑制薬）、テオフィリン（気管支拡張薬）、ワルファリン（血液凝固防止薬）、経口避妊薬を服用中の方は使用しないでください。

Chapter 3　65のハーブプロフィール

## Saw Palmetto
# ソーパルメット

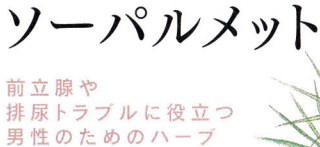

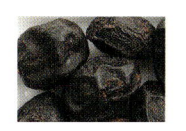

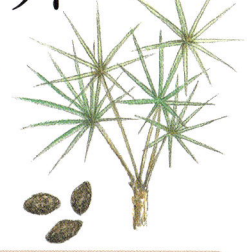

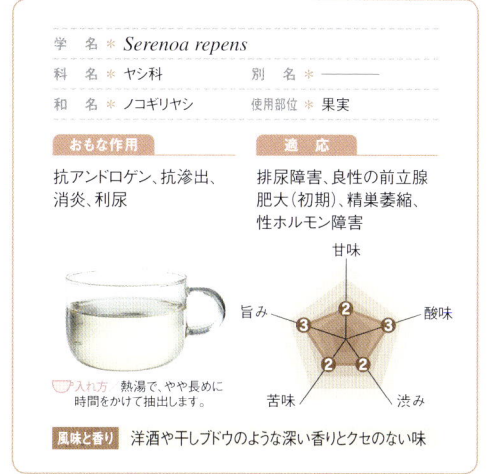

前立腺や
排尿トラブルに役立つ
男性のためのハーブ

| 学　名 | *Serenoa repens* |
| 科　名 | ヤシ科 |
| 和　名 | ノコギリヤシ |
| 別　名 | — |
| 使用部位 | 果実 |

**おもな作用**　抗アンドロゲン、抗滲出、消炎、利尿

**適応**　排尿障害、良性の前立腺肥大（初期）、精巣萎縮、性ホルモン障害

入れ方：熱湯で、やや長めに時間をかけて抽出します。

**風味と香り**　洋酒や干しブドウのような深い香りとクセのない味

### Episode（エピソード）
秋から冬にかけてなる黒っぽい実を乾燥させて使います。アメリカの先住民はこの実を前立腺のトラブルに使用しました。健康食品としても有名なハーブです。

### Effect（効能）
前立腺の肥大が原因で夜中に何度もトイレに起きる、尿の出が悪い、残尿感があるなど、排尿障害の改善によく用いられるハーブです。生殖機能の衰え、性欲の減退などにも効果があることから、"男性のためのハーブ"として知られています。

## Thyme
# タイム

のどの痛み、咳、鼻炎など、呼吸器のトラブル全般に有効

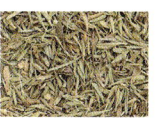

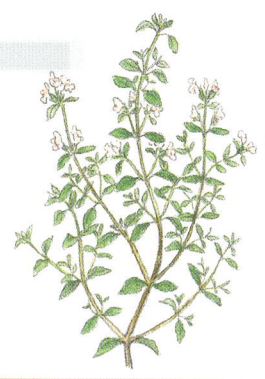

| 学　名 | *Thymus vulgaris* |
| 科　名 | シソ科 |
| 和　名 | タチジャコウソウ |
| 別　名 | コモンタイム |
| 使用部位 | 地上部 |

**おもな作用**　気管支鎮痙、去痰、抗菌

**適応**　気管支炎、咳、上気道カタル、消化不良、口臭

**注意事項**
● 妊娠中は使用しないでください（6ページ参照）。

入れ方：熱湯で抽出します。

**風味と香り**　スパイシーで刺激的な香りとさわやかでほろ苦い味

### Episode（エピソード）
学名の Thymus はギリシャ語の"勇気（Thymos）"に由来するという説があり、中世の時代には、タイムとミツバチを刺繍したハンカチを愛する騎士に贈る習慣があったと伝えられています。

### Effect（効能）
抗菌作用や痰を取り除く作用、気管支の痙攣を鎮める作用があることから、のどの痛みや炎症、咳、鼻炎、喘息など、呼吸器系のトラブル全般に効果的です。消化不良や食欲不振にも有効で、そのさわやかな香りは口臭予防にも役立ちます。

**使用しているレシピ**
● のどのイガイガ ➡ P104

## Dandelion Leaf
# ダンディライオンリーフ

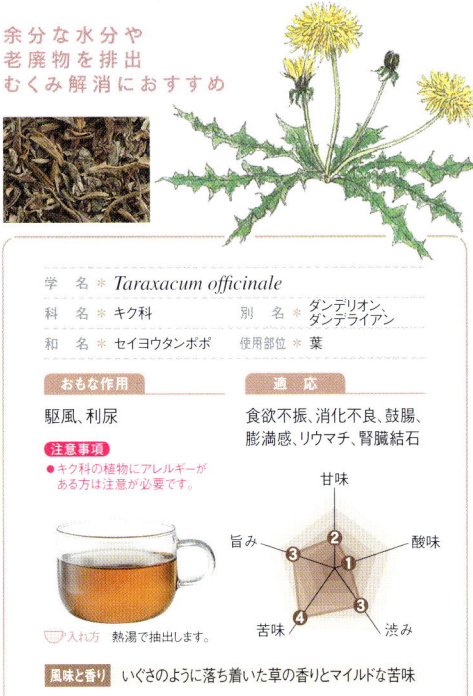

余分な水分や
老廃物を排出
むくみ解消におすすめ

| | | | |
|---|---|---|---|
| 学 名 | *Taraxacum officinale* | | |
| 科 名 | キク科 | 別 名 | ダンデリオン、ダンデライアン |
| 和 名 | セイヨウタンポポ | 使用部位 | 葉 |

**おもな作用**
駆風、利尿

**適応**
食欲不振、消化不良、鼓腸、膨満感、リウマチ、腎臓結石

**注意事項**
● キク科の植物にアレルギーがある方は注意が必要です。

入れ方：熱湯で抽出します。

**風味と香り** いぐさのように落ち着いた草の香りとマイルドな苦味

### Episode

ダンディライオンとはフランス語で「ライオンの歯」を意味する、"dent de lion" の英語読みで、のこぎりの歯状の葉からその名がついたとか。根(41ページ参照)と葉、それぞれに働きがあるハーブです。

### Effect

尿の量を増やす利尿作用が広く知られ、体内の余分な水分や老廃物を排出するデトックス効果に優れています。カリウムを含み、むくみが気になる人には、とくにおすすめのハーブ。消化を助け、おなかに溜まったガスの排出も促すので、胃もたれや膨満感に役立ちます。

**使用しているレシピ**
● むくみの解消に ➡ P79

---

## Chaste Tree
# チェストツリー

女性ホルモンのバランスを
調整、生理にまつわる
さまざまな症状に

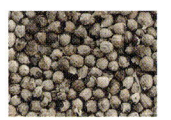

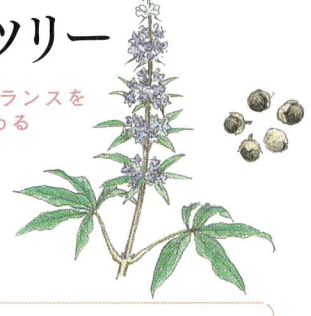

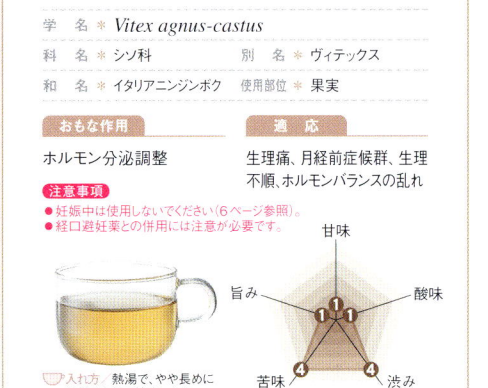

| | | | |
|---|---|---|---|
| 学 名 | *Vitex agnus-castus* | | |
| 科 名 | シソ科 | 別 名 | ヴィテックス |
| 和 名 | イタリアニンジンボク | 使用部位 | 果実 |

**おもな作用**
ホルモン分泌調整

**適応**
生理痛、月経前症候群、生理不順、ホルモンバランスの乱れ

**注意事項**
● 妊娠中は使用しないでください(6ページ参照)。
● 経口避妊薬との併用には注意が必要です。

入れ方：熱湯で、やや長めに時間をかけて抽出します。

**風味と香り** 香りはほとんどなく苦味が強い

### Episode

Chaste Tree は「処女の木」という意味で、"Monk's Pepper（修道士のコショウ）" という別名で呼ばれることもあります。修道院で用いられたハーブとして知られたことに由来しているようです。

### Effect

黄体形成ホルモンの分泌を増加させ、卵胞刺激ホルモンの分泌を抑制することが、研究により解明されたハーブ。女性ホルモンのバランスの乱れが原因のさまざまな症状に良く、生理にまつわる症状や更年期のトラブルのほか、肌荒れにも役立ちます。

**使用しているレシピ**
● 生理にまつわる不調に ➡ P87　　● 女性特有の気分の揺れに ➡ P89

Chapter 3 　65のハーブプロフィール

## Birch Bark
# バーチバーク

利尿作用があり、
血液を浄化
リウマチの症状緩和に

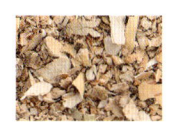

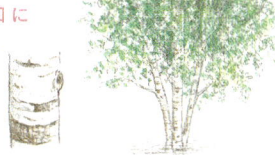

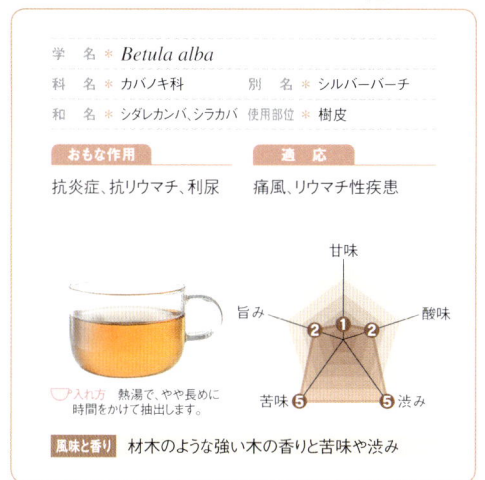

| | | | |
|---|---|---|---|
| 学　名 | *Betula alba* | | |
| 科　名 | カバノキ科 | 別　名 | シルバーバーチ |
| 和　名 | シダレカンバ、シラカバ | 使用部位 | 樹皮 |

**おもな作用**　抗炎症、抗リウマチ、利尿

**適応**　痛風、リウマチ性疾患

味覚レーダーチャート：甘味2、酸味2、渋み5、苦味5、旨み

**入れ方**　熱湯で、やや長めに時間をかけて抽出します。

**風味と香り**　材木のような強い木の香りと苦味や渋み

### Episode
白い樹皮の美しい木。フィンランドでは、皮膚の健康のために、サウナから出たあと、バーチの枝で体をたたく習慣があります。また、樹液はシロップやワインなどに使われます。

### Effect
炎症を鎮める作用があり、膀胱炎や尿道炎に良く、痛風や尿路結石にも有効。尿の量を増やす利尿作用があり、リウマチに対する効果がよく知られています。また、血液浄化やデトックスに用いられることも。北欧などでは、白樺の樹液を健康目的で内服する習慣があります。

## Burdock
# バードック

解毒作用に優れ
血液もきれいに
食物繊維も豊富

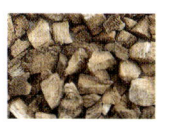

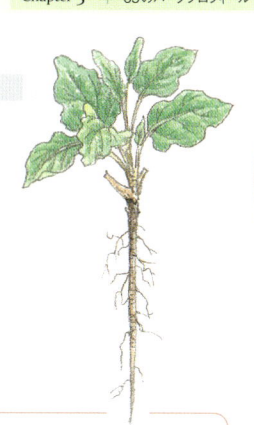

| | | | |
|---|---|---|---|
| 学　名 | *Arctium lappa* | | |
| 科　名 | キク科 | 別　名 | ── |
| 和　名 | ゴボウ | 使用部位 | 根 |

**おもな作用**　解毒、抗ウイルス、抗菌、抗酸化

**適応**　皮膚炎、リウマチ、便秘

**注意事項**　●キク科の植物にアレルギーがある方は注意が必要です。

味覚レーダーチャート：甘味2、酸味3、渋み3、苦味4、旨み3

**入れ方**　熱湯で、やや長めに時間をかけて抽出します。

**風味と香り**　土臭く苦い香りと風味

### Episode
日本では野菜として食するゴボウのこと。欧米では料理に使う習慣がないため、薬用植物として活用されました。葉にも似た作用があるといわれますが、植物療法にはもっぱら根が使われます。

### Effect
体内の老廃物を排出する解毒作用があり、代謝を良くして血液をきれいにするハーブ。食物繊維が豊富で便秘の解消にも役立ちます。抗菌作用もあるため、皮膚炎をはじめとする肌のトラブルに有効。老化防止に役立つ抗酸化作用にも優れます。

**使用しているレシピ**
● 老廃物の排出・デトックスに　▶P78

効果的に使える Herbs 50

アカサタナハマヤラワ

## Passion Flower
## パッションフラワー

緊張や不安を
和らげリラックス
眠れない夜に効果的

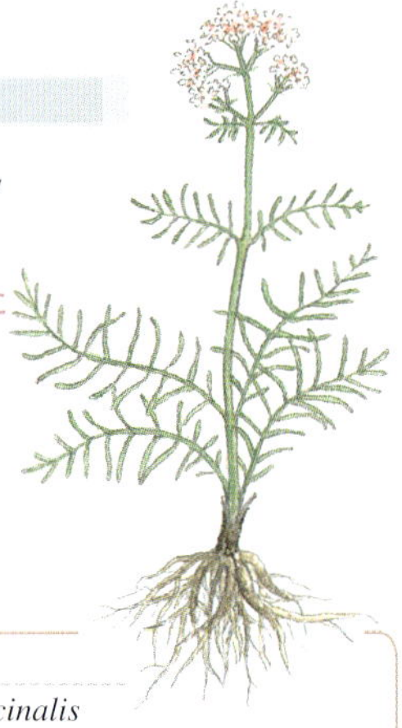

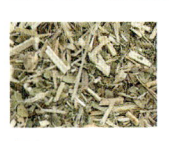

| | |
|---|---|
| 学 名 | *Passiflora incarnata* |
| 科 名 | トケイソウ科 |
| 別 名 | メイポップ |
| 和 名 | チャボトケイソウ |
| 使用部位 | 地上部 |

**おもな作用**
中枢神経の鎮静、鎮痙

**適応**
精神不安、心身の緊張、高血圧、不眠、ストレスに起因する偏頭痛・腹痛

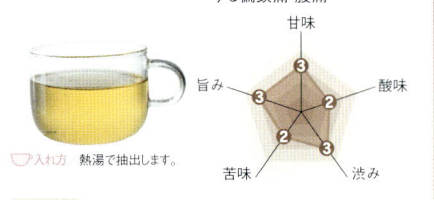

入れ方　熱湯で抽出します。

**風味と香り**　甘い草木の香りとクセのない味にかすかな渋み

### Episode
花の形がイバラの冠を思わせることから"Passion（キリストの受難）Flower"という名がつけられました。日本では花の形が時計に似ているため、トケイソウという名がついています。

### Effect
精神を鎮める作用があり、緊張や不安を和らげ、イライラを鎮める効果に優れています。ストレスが原因の頭痛や腹痛などの肉体的症状の緩和にも役立ちます。とくに気分が昂ぶったり、考え事が頭から離れなかったりして眠れないとき、眠りが浅いときにおすすめです。

**使用しているレシピ**
- 塩分の摂り過ぎが気になるときに➡P85
- 心地よい眠りにつきたい➡P95
- 女性特有の気分の揺れに➡P89
- イライラを鎮めたい➡P100

---

## Valerian
## バレリアン

緊張して眠れない夜に
神経性の頭痛や
胃痛も緩和

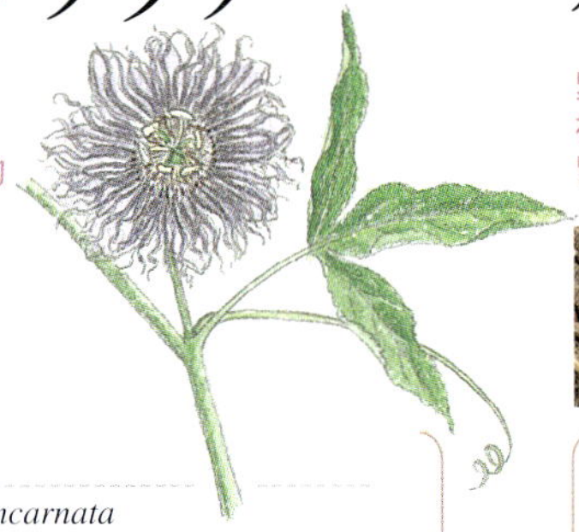

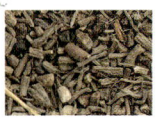

| | |
|---|---|
| 学 名 | *Valeriana officinalis* |
| 科 名 | スイカズラ科 |
| 別 名 | — |
| 和 名 | セイヨウカノコソウ |
| 使用部位 | 根 |

**おもな作用**
鎮痙、鎮静

**適応**
神経性の就眠障害、神経興奮、緊張性頭痛・胃痛

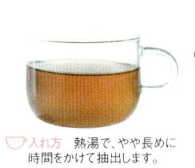

入れ方　熱湯で、やや長めに時間をかけて抽出します。

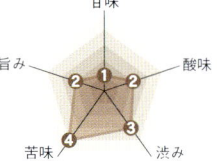

**風味と香り**　強烈な醗酵臭と、深い森の樹木のような風味

### Episode
Valerianという名は、ラテン語の"Valere（健康である）"に由来します。乾燥した根は独特の強い臭いがするため、扱いには注意が必要。第二次世界大戦中は、弾丸恐怖症の兵士にこのハーブを用いたそうです。

### Effect
緊張や不安、興奮を和らげ穏やかな気持ちにさせる、鎮静作用に優れたハーブ。とくに、精神的なストレスが原因で眠れない、あるいは眠りが浅いなどの就眠障害に役立ちます。ストレスなどが原因の神経性頭痛や胃痛など、肉体的な症状にも有効です。

**使用しているレシピ**
- 心地よい眠りにつきたい➡P95

Chapter 3　65のハーブプロフィール

## Heath
# ヒース

泌尿器系の症状を緩和
シミやニキビあとを
ケアし美肌へ

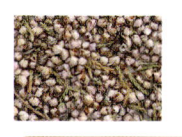

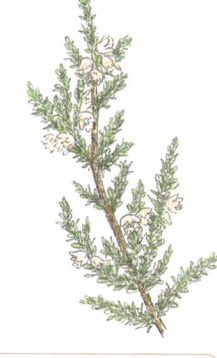

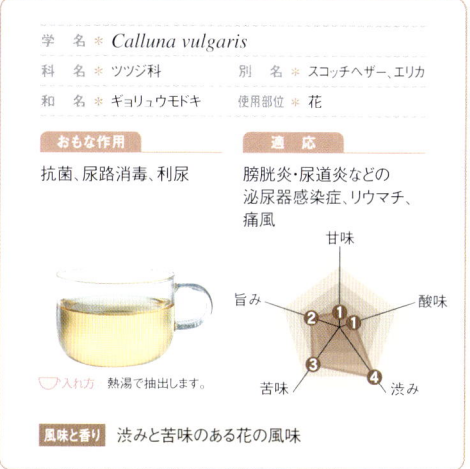

| 学　名 | *Calluna vulgaris* | | |
|---|---|---|---|
| 科　名 | ツツジ科 | 別　名 | スコッチヘザー、エリカ |
| 和　名 | ギョリュウモドキ | 使用部位 | 花 |

**おもな作用**
抗菌、尿路消毒、利尿

**適　応**
膀胱炎・尿道炎などの泌尿器系感染症、リウマチ、痛風

入れ方　熱湯で抽出します。

**風味と香り**　渋みと苦味のある花の風味

### Episode
たくさんの園芸種があり、ヨーロッパではあらゆるところで見られる繁殖能力に優れたハーブ。薬用植物としてだけでなく、花は染料に、木部は肥料にするなど、日常生活で幅広く活用されました。

### Effect
抗菌作用により泌尿器を清潔にする作用があり、膀胱炎や尿道炎などの感染症の予防に有効。メラニン色素の合成を抑制する成分アルブチンを含むので、シミやニキビあとのケアに良く、肌を明るくする働きが期待できます。ハーブバス（22ページ参照）での使用もおすすめです。

**使用しているレシピ**
● つややか美肌づくりに ➡ P92

---

## Feverfew
# フィーバーフュー

アスピリンと似た効果
偏頭痛への作用が有名
生理周期を整える働きも

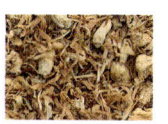

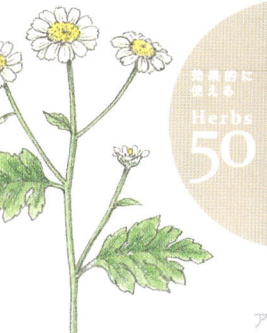

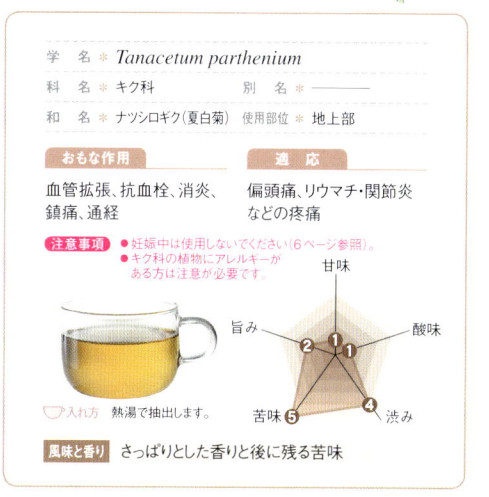

日常的に使える Herbs 50

| 学　名 | *Tanacetum parthenium* | | |
|---|---|---|---|
| 科　名 | キク科 | 別　名 | — |
| 和　名 | ナツシロギク（夏白菊） | 使用部位 | 地上部 |

**おもな作用**
血管拡張、抗血栓、消炎、鎮痛、通経

**適　応**
偏頭痛、リウマチ・関節炎などの疼痛

**注意事項**
● 妊娠中は使用しないでください（6ページ参照）。
● キク科の植物にアレルギーがある方は注意が必要です。

入れ方　熱湯で抽出します。

**風味と香り**　さっぱりとした香りと後に残る苦味

### Episode
Feverfew という名は、解熱剤を意味するラテン語の "Febrifuga" に由来するといわれています。パルテノン神殿から落ちた男性のけがや発熱を治したことから、学名 Parthenium と名づけられたとも伝えられています。

### Effect
アスピリンと似た効果が知られ、偏頭痛対策にはまず名前があがるハーブ。鎮痛作用・消炎作用はリウマチや関節炎にも有効で、血管を拡張して血栓を予防する働きもあります。生理を促進する通経作用があり、古くから女性特有の症状にも用いられました。

**使用しているレシピ**
● 頭痛 ➡ P107

Chapter 3　Herbs profile 65　67

## Fennel
# フェンネル
消化を促して
おなかすっきり
食欲を抑える働きも

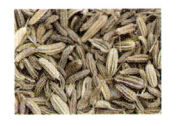

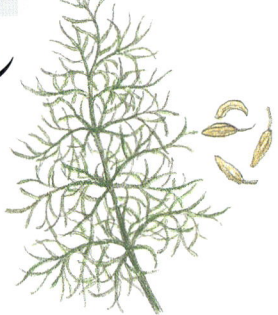

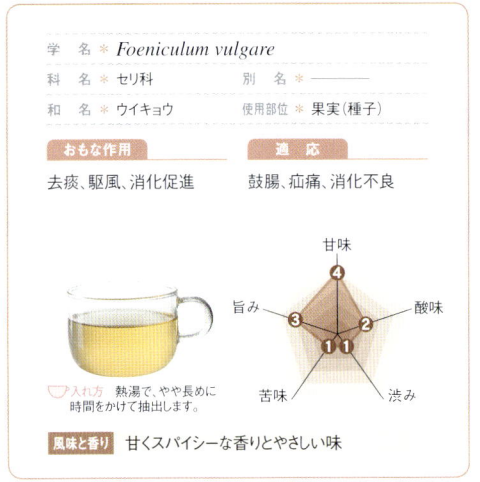

| 学 名 | *Foeniculum vulgare* | |
|---|---|---|
| 科 名 | セリ科 | 別 名 ― |
| 和 名 | ウイキョウ | 使用部位 果実（種子） |

**おもな作用**　去痰、駆風、消化促進

**適応**　鼓腸、疝痛、消化不良

▽入れ方　熱湯で、やや長めに時間をかけて抽出します。

**風味と香り**　甘くスパイシーな香りとやさしい味

### 🌱 Episode ─────── エピソード
　古代エジプト時代に書かれたパピルスの文書にも登場するほど、古くから利用されたハーブ。キッチンハーブとして利用価値が高く、中でも魚料理との相性は抜群。お菓子や酒の風味付けにも用いられます。

### 🌱 Effect ─────── 効能
　おなかに溜まったガスを排出する駆風作用や消化促進作用があり、急な腹痛、便秘、吐き気など、消化器系のトラブル緩和にも役立ちます。食べ過ぎて体が重いと感じるときにもおすすめ。母乳の出を良くする催乳作用も古くから知られています。

**使用しているレシピ**
● 便秘の改善に ➡ P82　　● 子育て中のママのサポートに ➡ P90

---

## Horsetail
# ホーステール
肌・髪・爪の成長を
サポート。泌尿器系の
トラブル全般に

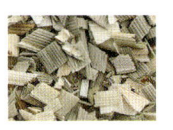

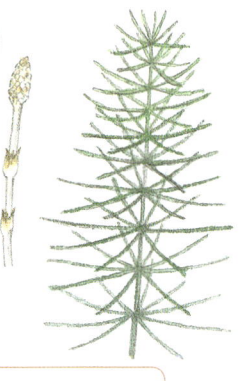

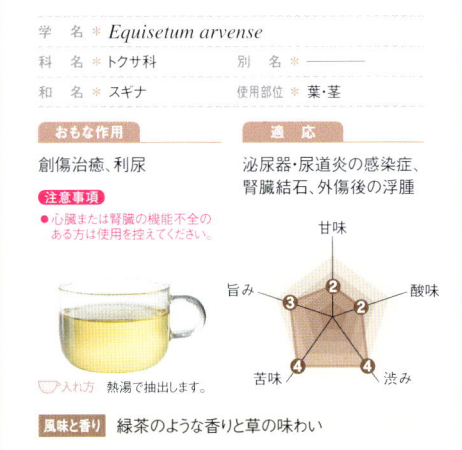

| 学 名 | *Equisetum arvense* | |
|---|---|---|
| 科 名 | トクサ科 | 別 名 ― |
| 和 名 | スギナ | 使用部位 葉・茎 |

**おもな作用**　創傷治癒、利尿

**注意事項**
● 心臓または腎臓の機能不全のある方は使用を控えてください。

**適応**　泌尿器・尿道炎の感染症、腎臓結石、外傷後の浮腫

▽入れ方　熱湯で抽出します。

**風味と香り**　緑茶のような香りと草の味わい

### 🌱 Episode ─────── エピソード
　先細りの長い葉が馬の尻尾に似ていることから、この名がついたといわれています。春先に見られるつくしが成長したものがホーステール。日本では「スギナ」と呼ばれています。

### 🌱 Effect ─────── 効能
　皮膚の結合組織を強化する二酸化ケイ素（シリカ）を豊富に含むため、外傷後の手当てに良いほか、爪、髪、骨などの発育をサポートします。泌尿器系のトラブルに良く、尿道炎や腎臓結石などに効果的。尿の量を増やす利尿作用にも優れています。

**使用しているレシピ**
● 若々しく快活な日々のために ➡ P94

Chapter 3　65のハーブプロフィール

## Hawthorn Berry
# ホーソンベリー

心臓のためのハーブ
血圧を正常に
する作用にも期待

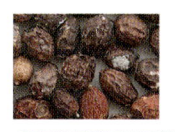

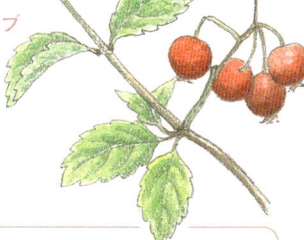

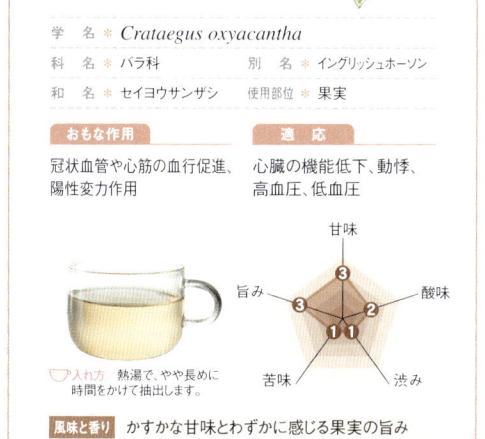

- 学　名＊ *Crataegus oxyacantha*
- 科　名＊バラ科
- 別　名＊イングリッシュホーソン
- 和　名＊セイヨウサンザシ
- 使用部位＊果実

**おもな作用**
冠状血管や心筋の血行促進、陽性変力作用

**適　応**
心臓の機能低下、動悸、高血圧、低血圧

甘味 3／酸味／渋味／苦味／旨み 3（中心 1・1）

**入れ方**　熱湯で、やや長めに時間をかけて抽出します。

**風味と香り**　かすかな甘味とわずかに感じる果実の旨み

### Episode
古くから多産の象徴とされ、古代ギリシャの結婚式では夫婦の繁栄を願って、客は枝を身につけて出席したそうです。また、メーデー（五月祭）には玄関を枝で飾る習慣もありました。

### Effect
心臓の機能を穏やかにサポートする働きに優れ、「心臓のためのハーブ」といわれるほど。血圧を正常にする効果も期待できるので、高血圧、低血圧ともに血圧が気になる人におすすめです。果実以外に花や葉を使用することも多く、同様の効能があります。

**使用しているレシピ**
- 新陳代謝のアップに ➡ P80
- 塩分の摂り過ぎが気になるときに ➡ P85
- 疲労 ➡ P102

## White Willow
# ホワイトウィロウ

熱・痛み・炎症を鎮める
天然のアスピリン

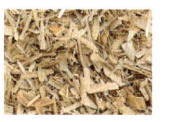

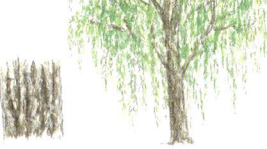

効果的に使える Herbs 50

- 学　名＊ *Salix alba*
- 科　名＊ヤナギ科
- 別　名＊ー
- 和　名＊セイヨウシロヤナギ
- 使用部位＊樹皮

**おもな作用**
解熱、消炎、鎮痛

**適　応**
頭痛、リウマチ、関節痛、インフルエンザの諸症状

甘味 2／酸味 1／渋味 3／苦味 4／旨み 2

**入れ方**　熱湯で抽出します。

**風味と香り**　さわやかな木の香りと主張の強い苦味

### Episode
この木の樹皮に含まれるサリシンは、アスピリン開発のきっかけとなった成分。ディオスコリデスも『薬物誌（マテリア・メディカ）』（10ページ参照）の中で、背中の痛みにこのハーブをすすめています。

### Effect
解熱・消炎・鎮痛など、アスピリンと同じ働きを持つハーブ。発熱やインフルエンザのほか、頭痛・腹痛・筋肉痛・神経痛などさまざまな痛みを緩和するほか、リウマチや関節炎にも用いられます。「天然のアスピリン」として有名です。

**使用しているレシピ**
- 頭痛 ➡ P107

Chapter 3　Herbs profile 65　69

## Marshmallow
# マーシュマロウ

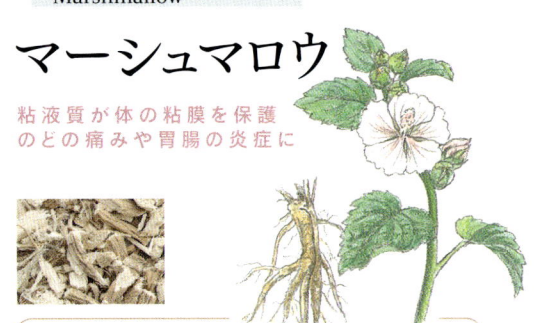

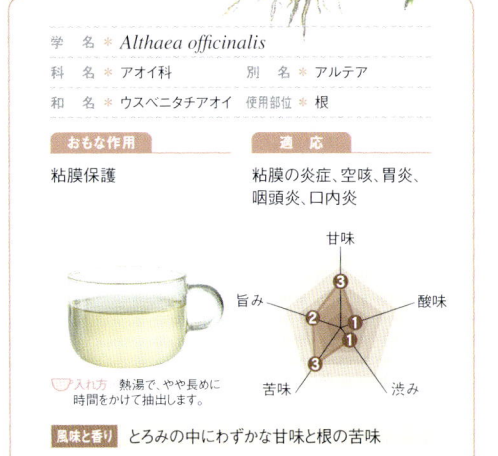

粘液質が体の粘膜を保護
のどの痛みや胃腸の炎症に

| 学 名 | * *Althaea officinalis* | | |
|---|---|---|---|
| 科 名 | * アオイ科 | 別 名 | * アルテア |
| 和 名 | * ウスベニタチアオイ | 使用部位 | * 根 |

**おもな作用**
粘膜保護

**適 応**
粘膜の炎症、空咳、胃炎、咽頭炎、口内炎

**入れ方** 熱湯で、やや長めに時間をかけて抽出します。

**風味と香り** とろみの中にわずかな甘味と根の苦味

### Episode
学名の Althaea は、ギリシャ語の"Althaino（治療する）"に由来していることからもわかるようにさまざまな働きに富んだハーブ。さまざまなマロウ種の中でも、マーシュマロウがもっとも粘液質を含んでいます。

### Effect
根や葉に粘液質を含むハーブで、体の粘膜を保護してさまざまな症状を緩和。のどの炎症による痛みや咳などの呼吸器系のほか、口の中の炎症、消化器系や泌尿器系の炎症にも役立ちます。粘膜保護の作用は肌にも良く、湿疹や皮膚炎などには外用でも利用されます。

## Maté
# マテ

栄養豊富な
"飲むサラダ"
肉体疲労や肥満防止に

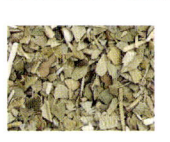

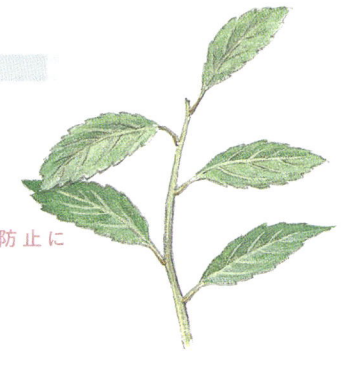

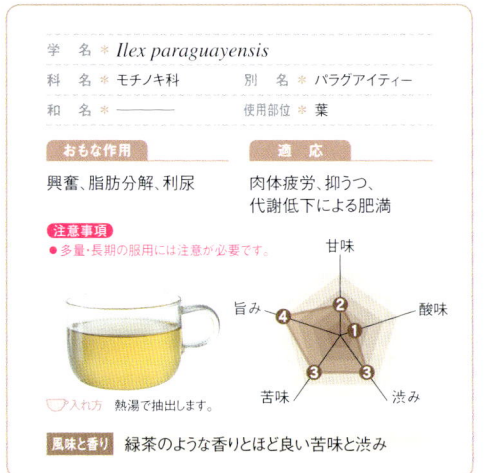

| 学 名 | * *Ilex paraguayensis* | | |
|---|---|---|---|
| 科 名 | * モチノキ科 | 別 名 | * パラグアイティー |
| 和 名 | * — | 使用部位 | * 葉 |

**おもな作用**
興奮、脂肪分解、利尿

**適 応**
肉体疲労、抑うつ、代謝低下による肥満

**注意事項**
● 多量・長期の服用には注意が必要です。

**入れ方** 熱湯で抽出します。

**風味と香り** 緑茶のような香りとほど良い苦味と渋み

### Episode
南米で飲まれるマテ茶は、西洋のコーヒー、東洋のお茶と並んで、世界三大ティーのひとつ。現在も、栄養補給を兼ねた元気の出るお茶として南米全土で愛飲されています。

### Effect
ビタミン、鉄分、カルシウムなどを豊富に含んでいるハーブで、肉体的な疲労回復に役立ちます。尿の量を増やす利尿作用、脂肪を分解する作用があり、代謝を上げて肥満防止にも有効。茶葉として1～2%のカフェインを含むとされ、頭をすっきりさせたいときにもおすすめです。

**使用しているレシピ**
- 脂肪燃焼のサポートに ➡ P81
- 胃もたれや消化不良の改善に ➡ P83
- 糖分の摂り過ぎが気になるときに ➡ P84
- 集中力をアップしたい ➡ P99
- 疲労 ➡ P102

## Mullein
# マレイン

咳、痰、のどの痛みなど
呼吸器系の不調全般に

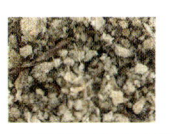

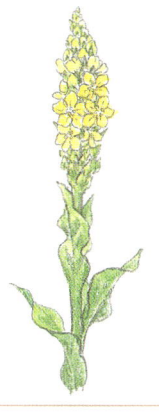

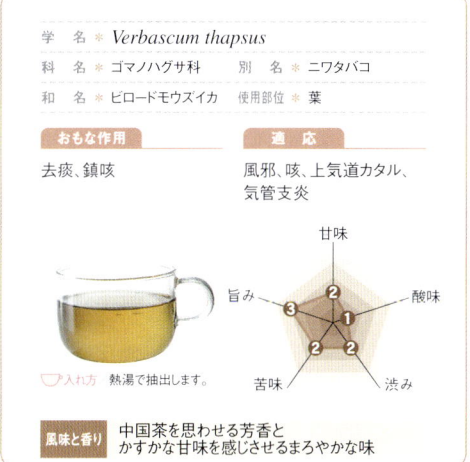

| 学名 | *Verbascum thapsus* |
| --- | --- |
| 科名 | ゴマノハグサ科 |
| 別名 | ニワタバコ |
| 和名 | ビロードモウズイカ |
| 使用部位 | 葉 |

**おもな作用**
去痰、鎮咳

**適応**
風邪、咳、上気道カタル、気管支炎

入れ方　熱湯で抽出します。

**風味と香り**　中国茶を思わせる芳香とかすかな甘味を感じさせるまろやかな味

### Episode
学名の Verbascum はラテン語で「ヒゲ」を意味する "Barba" に由来するといわれます。古代ギリシャ時代から、呼吸器系の疾患にこの葉をタバコのようにして吸っていたと伝えられ、ニワタバコの別名を持ちます。

### Effect
痰を取り除く去痰作用や、咳を鎮める作用に優れ、気管支炎をはじめとする呼吸器系全般のトラブルに役立つハーブとして有名。のどがイガイガするときや声がれにも役立ちます。肺炎や結核など肺にまつわる症状にも用いられます。

**使用しているレシピ**
- のどのイガイガに ➡ P104

---

## Milk Thistle
# ミルクシスル

肝機能強化や肝臓病予防に
お酒好きの方におすすめ

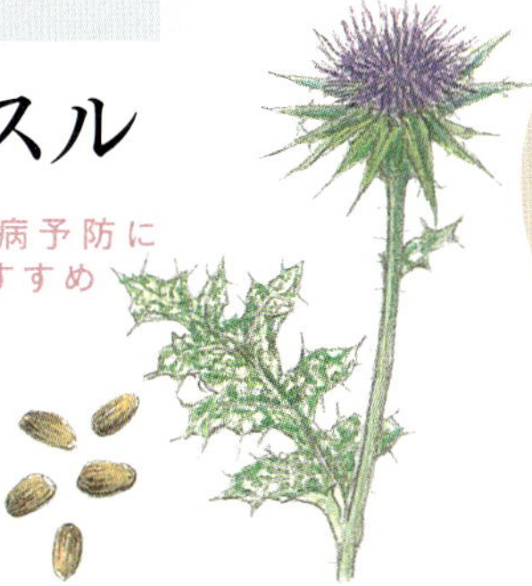

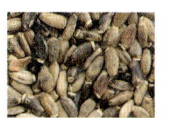

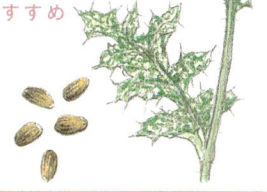

| 学名 | *Silybum marianum* |
| --- | --- |
| 科名 | キク科 |
| 別名 | セントマリーシスル、ホーリーシスル |
| 和名 | マリアアザミ、オオアザミ |
| 使用部位 | 種子 |

**おもな作用**
抗酸化、細胞膜安定化、たんぱく質合成促進

**注意事項**
● キク科アレルギーの人は注意が必要です。

**適応**
肝硬変、アルコール性肝炎、脂肪肝、薬物性肝炎、肝機能の低下による諸症状

入れ方　熱湯で、やや長めに時間をかけて抽出します。

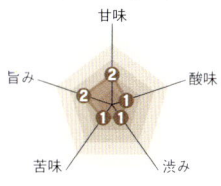

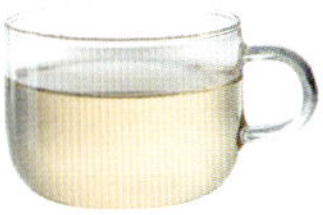

**風味と香り**　味、香りともに弱く、薄いお粥のような風味

### Episode
葉の白い縞模様は、聖母マリアがイエスに母乳を与えたときにこぼれた跡だというエピソードから、セントマリーシスルやホーリーシスルの別名があり、和名でもマリアアザミと名づけられました。

### Effect
このハーブに含まれるシリマリンと呼ばれるフラボノイド複合体が、肝臓に対してさまざまな働きを持ち、傷んだ肝細胞を修復する作用とともに肝臓を保護する作用もあります。お酒などによる肝臓へのダメージ、肝機能の低下による頭痛、慢性疲労、皮膚疾患などにも有効です。

**使用しているレシピ**
- 老廃物の排出・デトックスに ➡ P78
- 脂っぽい食事続きが気になるときに ➡ P86
- つややか美肌づくりに ➡ P92
- 塩分の摂り過ぎが気になるときに ➡ P85
- 子育て中のママのサポートに ➡ P90
- 二日酔いに ➡ P108

## Yarrow
# ヤロウ

古くから傷の手当てに活躍
消化不良や食欲不振にも

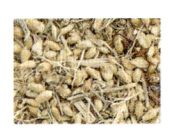

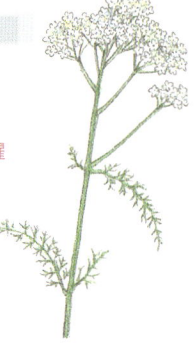

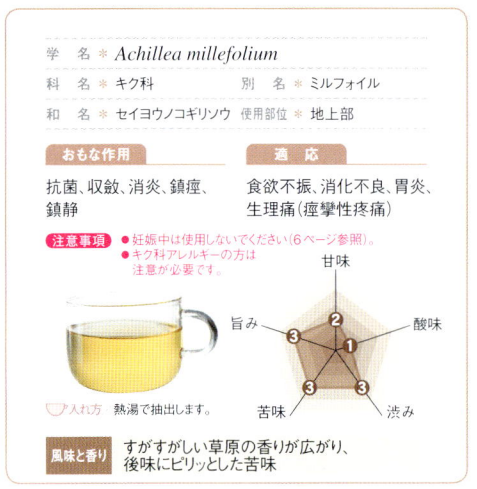

---

| 学名 | *Achillea millefolium* | |
|---|---|---|
| 科名 | キク科 | 別名 ミルフォイル |
| 和名 | セイヨウノコギリソウ | 使用部位 地上部 |

**おもな作用**: 抗菌、収斂、消炎、鎮痙、鎮静

**適応**: 食欲不振、消化不良、胃炎、生理痛（痙攣性疼痛）

**注意事項**: 妊娠中は使用しないでください（6ページ参照）。キク科アレルギーの方は注意が必要です。

**入れ方**: 熱湯で抽出します。

**風味と香り**: すがすがしい草原の香りが広がり、後味にピリッとした苦味

### Episode

学名の Achillea は、ギリシャ神話でこのハーブを兵士の傷の治療に用いたとされる英雄アキレスの名に由来します。かつてはキリストが最初に触ったハーブともいわれ、占いや魔除けなどにも使われてきました。

### Effect

抗菌・収斂・消炎などの作用は、エピソードにもあるように、傷の手当てに有効。肌のお手入れなどにも用いられます。さらに消化不良や胃炎、食欲不振など、消化器系の不調緩和にも効果を発揮。痙攣を鎮める作用もあり、生理痛の緩和にも役立ちます。

**使用しているレシピ**
- 心身のストレスを和らげたい ➡ P97

---

## Lavender
# ラベンダー

心身の緊張を解きほぐし
ストレスから解放

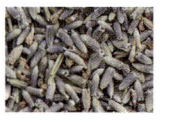

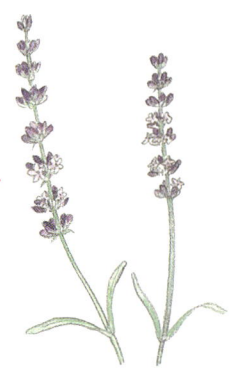

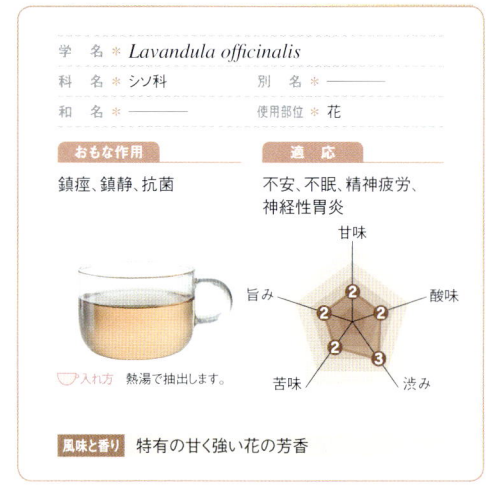

---

| 学名 | *Lavandula officinalis* | |
|---|---|---|
| 科名 | シソ科 | 別名 — |
| 和名 | — | 使用部位 花 |

**おもな作用**: 鎮痙、鎮静、抗菌

**適応**: 不安、不眠、精神疲労、神経性胃炎

**入れ方**: 熱湯で抽出します。

**風味と香り**: 特有の甘く強い花の芳香

### Episode

古くから沐浴剤に使われていたそうで、Lavender という英名は、ラテン語で「洗う」を意味する "Lavare" に由来。古代ギリシャでは香料や防腐剤として、古代エジプトではミイラ作りなどにも用いられました。

### Effect

その香りが鎮静作用に優れたハーブで、リラックス効果は抜群。不安や緊張、イライラを鎮め、精神的疲労を癒して安眠へと誘います。ストレスからくる神経性の胃炎や頭痛なども緩和。抗菌作用もあり、ティーのほかポプリのサシェやアイピローなど幅広い用途に使われます。

**使用しているレシピ**
- 更年期のケアに ➡ P88
- 女性特有の気分の揺れに ➡ P89
- 緊張をほぐしたい ➡ P96
- 心身のストレスを和らげたい ➡ P97
- イライラを鎮めたい ➡ P100

## Licorice
# リコリス

咳や痰など気管支の
トラブルに。自然の甘味は
ダイエットにも便利

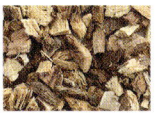

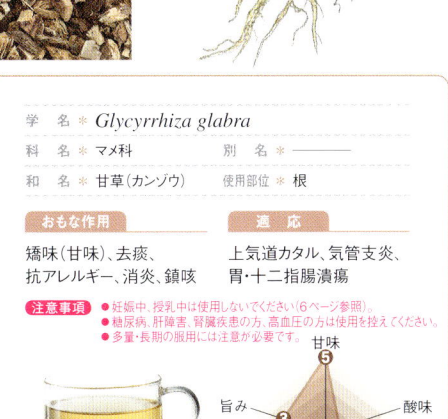

| 学　名 | *Glycyrrhiza glabra* | | |
|---|---|---|---|
| 科　名 | マメ科 | 別　名 | — |
| 和　名 | 甘草（カンゾウ） | 使用部位 | 根 |

**おもな作用**　矯味（甘味）、去痰、抗アレルギー、消炎、鎮咳

**適応**　上気道カタル、気管支炎、胃・十二指腸潰瘍

**注意事項**
● 妊娠中、授乳中は使用しないでください（6ページ参照）。
● 糖尿病、肝障害、腎臓疾患の方、高血圧の方は使用を控えください。
● 多量・長期の服用には注意が必要です。

**入れ方**　熱湯で、やや長めに時間をかけて抽出します。

甘味 5／酸味 3／渋み 3／苦味 3／旨み 3／（中央 1）

**風味と香り**　独特の薬臭さのある根の香りと強い甘味

### 🌿 Episode　　エピソード
学名の Glycyrrhiza はギリシャ語で「甘い根」の意味。和名の甘草からもわかるように甘味のあるハーブで、甘味料としてもお菓子など広く食品に使われています。

### 🌿 Effect　　効能
咳を鎮めたり、痰を取り除く作用があり、気管支炎など呼吸器系の症状緩和に効果を発揮。漢方薬などにも用いられています。甘味成分でもあるグリチルリチンという成分に炎症やアレルギーを抑える作用などがあり、肌のトラブルケアにも役立ちます。

**使用しているレシピ**
● つややかな美肌づくりに➡P92　　● 心と体の栄養補給に➡P101
● のどのイガイガ➡P104　　● 風邪➡P109

---

## Linden Flower
# リンデン

不安や緊張を和らげ
不眠を解消
発汗して発熱を緩和

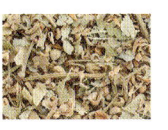

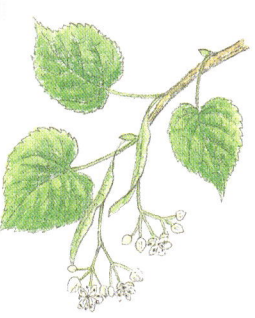

| 学　名 | *Tilia europaea* | | |
|---|---|---|---|
| 科　名 | アオイ科 | 別　名 | ライム、ティユール |
| 和　名 | セイヨウボダイジュ | 使用部位 | 葉、花 |

**おもな作用**　鎮痙、鎮静、発汗、利尿

**適応**　風邪、不安、不眠、高血圧

**入れ方**　熱湯で抽出します。

甘味 5／酸味 3／渋み 3／苦味 2／旨み 3／（中央 2）

**風味と香り**　上品な甘い香りとやさしい風味、後味にやや渋み

### 🌿 Episode　　エピソード
ヨーロッパでは街路樹によく植えられ、女性の美しさ、やさしさ、平和を象徴するといわれています。昔から、落ち着きのない子供にはこのお茶をよく飲ませたそうです。

### 🌿 Effect　　効能
鎮静作用、鎮痙作用があり、不安や緊張、興奮を和らげ、リラックスさせるハーブ。精神的なストレスが原因の不眠や頭痛にもおすすめです。また、発汗作用、利尿作用があるので、風邪による発熱にも良く、血圧を下げる働きも期待できます。

**使用しているレシピ**
● 塩分の摂り過ぎが気になるときに➡P85　　● 心地よい眠りにつきたい➡P95

---

Chapter 3　Herbs profile 65

## ルイボス
Rooibos

活性酸素を除去して
老化防止
アレルギー症状も緩和

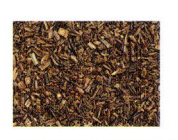

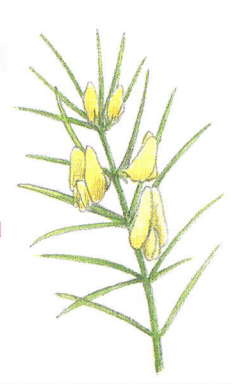

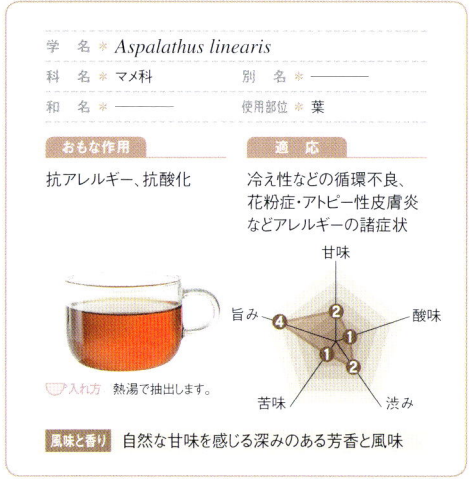

| 学名 | *Aspalathus linearis* | | |
|---|---|---|---|
| 科名 | マメ科 | 別名 | — |
| 和名 | — | 使用部位 | 葉 |

**おもな作用**
抗アレルギー、抗酸化

**適応**
冷え性などの循環不良、花粉症・アトピー性皮膚炎などアレルギーの諸症状

甘味 4／酸味 1／渋味 2／苦味 1／旨み

**入れ方** 熱湯で抽出します。

**風味と香り** 自然な甘味を感じる深みのある芳香と風味

### Episode
Rooibosという名は、アフリカーンス語で"Rooi（赤い）"、"Bos（やぶ）"に由来し、その名の通り赤茶色の針のような葉をしています。南アフリカでは18世紀頃から「不老長寿のお茶」として珍重されてきました。

### Effect
老化やさまざまな不調の原因となる活性酸素を除去する働き（SOD様作用）が高いといわれるハーブ。アレルギーを抑える作用があり、花粉症やアトピー性皮膚炎などに効果があるとされています。体内の循環不良を緩和し、冷え性や便秘の解消にも有効です。

**使用しているレシピ**
● エイジングスキンケアに ➡ P93　● 花粉症 ➡ P110

---

## レッドクローバー
Red Clover

エストロゲンと似た働きで
女性特有の症状に作用

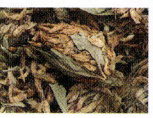

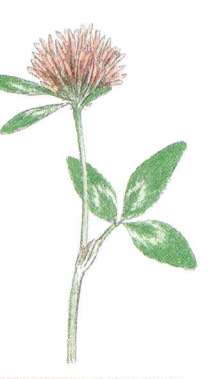

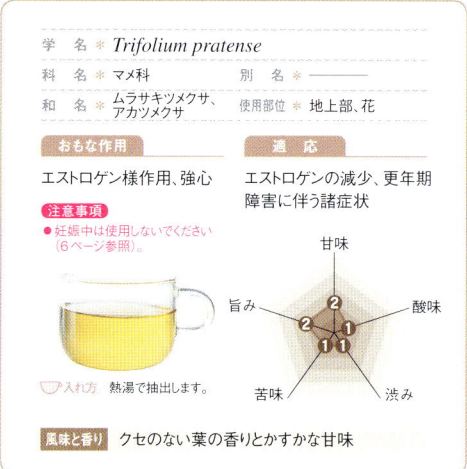

| 学名 | *Trifolium pratense* | | |
|---|---|---|---|
| 科名 | マメ科 | 別名 | — |
| 和名 | ムラサキツメクサ、アカツメクサ | 使用部位 | 地上部、花 |

**おもな作用**
エストロゲン様作用、強心

**注意事項**
● 妊娠中は使用しないでください（6ページ参照）。

**適応**
エストロゲンの減少、更年期障害に伴う諸症状

甘味 2／酸味 1／渋味 1／苦味 1／旨み 2

**入れ方** 熱湯で抽出します。

**風味と香り** クセのない葉の香りとかすかな甘味

### Episode
日本にも分布するクローバーの三つ葉は三位一体の象徴、四つ葉は聖十字架の象徴でもあり、幸運のお守りといわれます。古代のケルトでは、この葉に魔除けの力があると信じられていました。

### Effect
女性ホルモンのエストロゲンと似た作用を持つ成分を含むため、生理痛、月経過多、更年期の症状緩和に役立ちます。伝統療法では、湿疹や皮膚炎、気管支炎などに使われてきました。さらには抗ウイルスや腫瘍の成長抑制の働きもあるとされ、さまざまな場面で用いられます。

**使用しているレシピ**
● 更年期のケアに ➡ P88　● エイジングスキンケアに ➡ P93

Chapter 3　65のハーブプロフィール

## Lemon Verbena
# レモンバーベナ
**興奮や神経の昂ぶりを鎮めるリラックスハーブ**

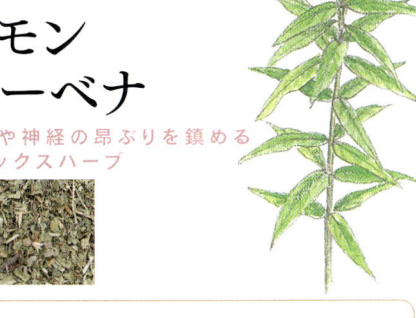

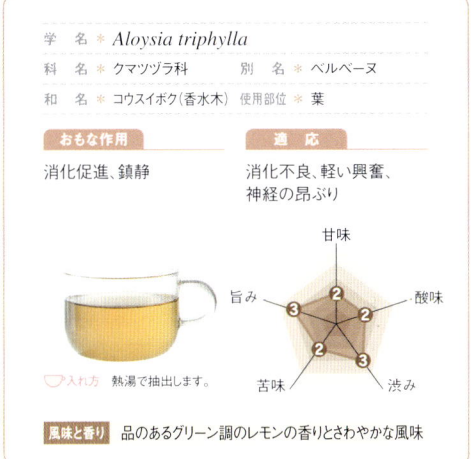

|  |  |
|---|---|
| 学　名 | *Aloysia triphylla* |
| 科　名 | クマツヅラ科 |
| 別　名 | ベルベーヌ |
| 和　名 | コウスイボク（香水木） |
| 使用部位 | 葉 |

**おもな作用**　消化促進、鎮静

**適応**　消化不良、軽い興奮、神経の昂ぶり

（味覚チャート：甘味2、酸味2、渋味3、苦味3、旨み3）

**入れ方**　熱湯で抽出します。

**風味と香り**　品のあるグリーン調のレモンの香りとさわやかな風味

### Episode
香りが良いため玄関先などによく植えられているハーブ。和名でもコウスイボク（香水木）と名付けられました。フランスでは"ベルベーヌ"と呼ばれ、食後のティーとして親しまれています。

### Effect
鎮静作用があり、興奮や神経の昂ぶり、イライラを鎮めるハーブ。なかなか寝つけないときや、気分が落ち込んで憂うつなときにも良く、平常心に戻って再び元気が出るようサポートします。消化を促す作用があるため、食後のお茶にも良いでしょう。

**使用しているレシピ**
●心身のストレスを和らげたい ➡P97　　●イライラを鎮めたい ➡P100

## Lemon Myrtle
# レモンマートル
**優れた抗菌作用で風邪やインフルエンザを予防**

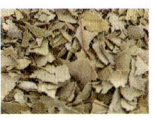

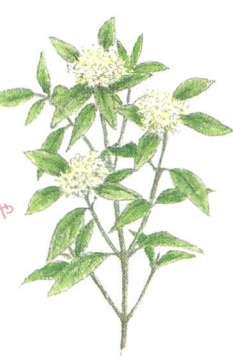

|  |  |
|---|---|
| 学　名 | *Backhousia citriodora* |
| 科　名 | フトモモ科 |
| 別　名 | ― |
| 和　名 | ― |
| 使用部位 | 葉 |

**おもな作用**　抗菌、芳香・矯臭

**適応**　風邪、インフルエンザ、気管支炎、消化不良

（味覚チャート：甘味1、酸味1、渋味2、苦味2、旨み3）

**入れ方**　熱湯で抽出します。

**風味と香り**　あふれるレモンの香りとほっこりした風味

### Episode
学名のBackhousiaは、イギリスの植物学者"ジェイムズ・バックハウス（James Backhouse）"に由来するといわれます。オーストラリアではこのハーブを薬用にも料理にも利用しています。

### Effect
「レモンよりレモン」といわれるほど強いシトラスの香りがし、リフレッシュしたいとき、集中したいときにおすすめです。この精油成分のシトラールは抗菌作用が高く、風邪やインフルエンザなどの感染症や気管支炎の予防、また消化不良のときにも良いでしょう。

**使用しているレシピ**
●気分転換（リフレッシュ）したい ➡P98

効果的に使える Herbs 50

Chapter 3　Herbs profile 65

## Rose Pink / Rose Red
# ローズピンク・ローズレッド

優雅な香りが気持ちを
穏やかに、女性を
きれいにするハーブ

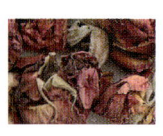

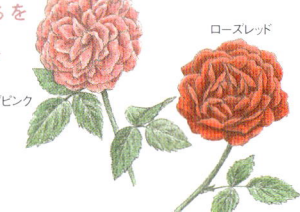

ローズレッド
ローズピンク

| | |
|---|---|
| 学 名 ✳ *Rosa centifolia* | |
| 科 名 ✳ バラ科 | 別 名 ✳ ― |
| 和 名 ✳ バラ | 使用部位 ✳ 花 |

**おもな作用**
収斂、鎮静

**適 応**
下痢、神経過敏、便秘、不正出血

入れ方　熱湯で抽出します。

**風味と香り**　甘いバラの香りに強い渋み

### 🌱 Episode ―――――――― エピソード

ローズには多くの品種がありますが、学名 Rosa centifolia の品種は、花びらが幾重にも重なるのが特徴で、豊かな香りがします。17世紀、オランダの画家はこのバラを好んで描いたと伝えられています。

### 🌱 Effect ―――――――― 効 能

ローズの優雅な香りは、張り詰めた神経を和らげ、ゆったりとしたやさしい気持ちにさせます。体の組織を引き締める収斂作用はスキンケアにも良く、お茶としてだけでなく、化粧品にも多用されています。女性のビューティーケアをサポートしてくれるハーブです。

**使用しているレシピ**
- 生理にまつわる不調に ➡ P87
- 更年期のケアに ➡ P88
- エイジングスキンケアに ➡ P93

---

## Wild Strawberry
# ワイルドストロベリー

体の中をきれいに浄化
胃腸の不調改善にも

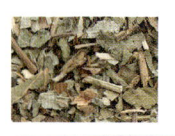

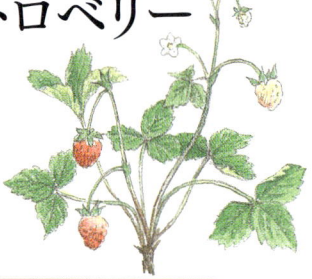

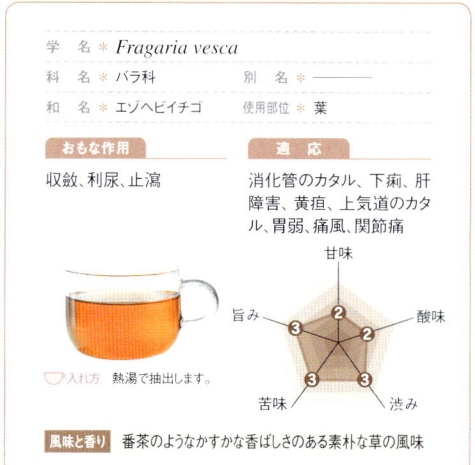

| | |
|---|---|
| 学 名 ✳ *Fragaria vesca* | |
| 科 名 ✳ バラ科 | 別 名 ✳ ― |
| 和 名 ✳ エゾヘビイチゴ | 使用部位 ✳ 葉 |

**おもな作用**
収斂、利尿、止瀉

**適 応**
消化管のカタル、下痢、肝障害、黄疸、上気道のカタル、胃弱、痛風、関節痛

入れ方　熱湯で抽出します。

**風味と香り**　番茶のようなかすかな香ばしさのある素朴な草の風味

### 🌱 Episode ―――――――― エピソード

学名の Fragaria はラテン語で「香りのする」という意味の "Fragro" に由来するといわれます。現在私たちが食するイチゴは19世紀に品種改良されたもの。それ以前はこのワイルドストロベリーの実を食べていたそうです。

### 🌱 Effect ―――――――― 効 能

鉄分やカルシウムなどミネラルを豊富に含んでおり、肝臓や腎臓の機能をサポート。体内のデトックス効果が期待でき、痛風や関節炎などの痛み緩和にも役立ちます。胃腸の調子を整える働きもあり、下痢や胃弱などにも効果を発揮。食後のお茶にも良いでしょう。

**使用しているレシピ**
- 二日酔い ➡ P108

## Chapter 4
# 目的別・症状別ブレンドハーブティーレシピ

Chapter 3で紹介したハーブを使って、健康や美容に役立つブレンドレシピを作成しました。
ひとつの目的や症状に対し、3種類のハーブをブレンドしたBasic recipeと、
さらに効果を上げたいときのために、2種類のハーブをプラスしたAdvanced recipeを提案しています。
このレシピをベースに、より自分のコンディションに合ったハーブを加えたり、
好みの味に調整するなど、アレンジを楽しんでください。

### ダイエットに役立つレシピ
➡ 78～81ページ
代謝アップやデトックス効果で、
ダイエットを応援するレシピです。

### 食生活とおなかのサポートレシピ
➡ 82～86ページ
アンバランスな食事やおなかの不調が
気になるときに役立つレシピです。

### 女性の心と体をケアするレシピ
➡ 87～90ページ
デリケートで変化しやすい女性の心と体を
健やかに保つためのレシピです。

### きれいを応援するレシピ
➡ 91～94ページ
生き生きとした美肌づくりを
体の内側からサポートするレシピです。

### リラックスにおすすめのレシピ
➡ 95～101ページ
緊張や不安が続く、気分が沈みがち……
そんな疲れを心身ともに癒すレシピです。

### 不調を改善して元気になれるレシピ
➡ 102～111ページ
日常に感じやすい不調を和らげて、
より元気になるためのレシピです。

**ブレンドの特徴** Advanced recipeの特徴を紹介しています。

ハーブの分量を大さじで表記していますので、
これをブレンドの比率としてご覧ください。

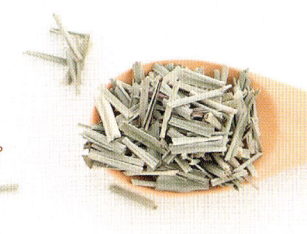

Blend herb tea recipe

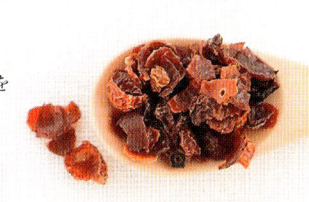

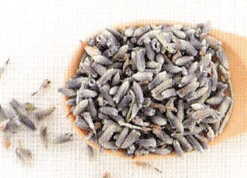

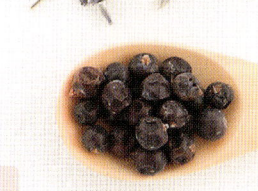

ダイエットに役立つレシピ

ダイエットに役立つレシピ 1

# 老廃物の排出・デトックスに

体内に老廃物が溜まると体が重いだけでなく、
肌荒れやさまざまな体調不良の原因になるなど、健康にも美容にも悪影響が出ます。
ハーブのチカラで体の中からデトックスしましょう。

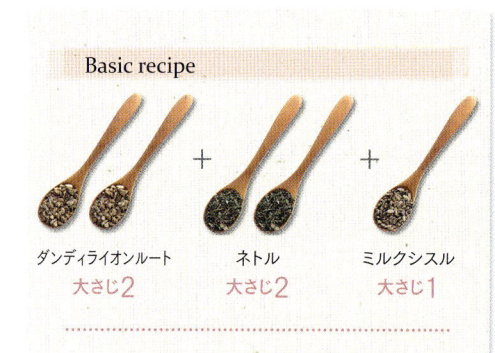

## Basic recipe

ダンディライオンルート 大さじ2 ＋ ネトル 大さじ2 ＋ ミルクシスル 大さじ1

### 肝臓の働きを強化 体の中からすっきり

　老廃物の排出に重要な役割を果たすのが肝臓。ダンディライオンルートには強肝作用、ミルクシスルには肝臓保護作用があり、この2種類の相乗効果によって、肝臓の働きを助けます。ネトルは血液をきれいにする作用が広く知られ、体質改善に役立つハーブ。肝臓の働きをサポートしてデトックスを促し、体の中からきれいにすっきりさせるブレンドです。

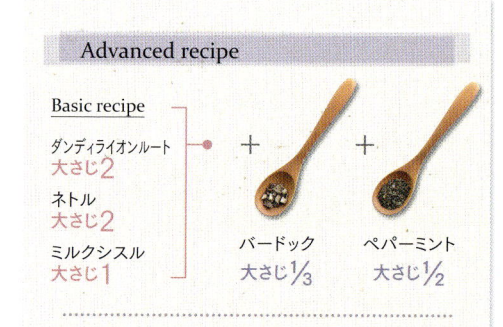

## Advanced recipe

Basic recipe
ダンディライオンルート 大さじ2
ネトル 大さじ2
ミルクシスル 大さじ1
＋ バードック 大さじ1/3 ＋ ペパーミント 大さじ1/2

### 解毒作用と食物繊維で おなかに溜まった老廃物を排出

　さらにデトックス効果を高めたいなら、解毒作用に優れたバードック(ゴボウ)をプラス。水溶性食物繊維を含むバードックと、胃腸の調子を整えるペパーミントは、腸内に老廃物が溜まっている場合にもおすすめのブレンド。ただし、バードックは苦い香りが強いので入れ過ぎには注意を。ペパーミントを入れることで飲みやすくなりさわやかな後味が楽しめます。

| ブレンドの特徴 | 色 ブラウン系 | 味 | 苦い | 渋い | 香ばしい | ハーバル | 酸っぱい | 甘い |
| --- | --- | --- | --- | --- | --- | --- | --- | --- |
| | | 香り | ビター | スパイシー | グリーン | シトラス | ミント | フローラル |

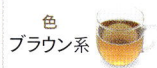

# むくみの解消に

むくみの原因は体内に溜まった余分な水分。ハーブの利尿作用や、排泄機能をサポートするチカラを利用して、スムーズに体外へ排出を。老廃物を排出することで、体の内側からきれいになれます。

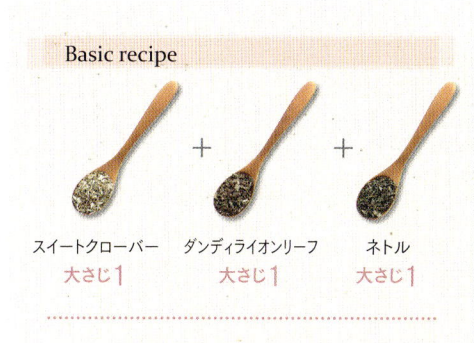

## Basic recipe

スイートクローバー 大さじ1 ＋ ダンディライオンリーフ 大さじ1 ＋ ネトル 大さじ1

### 豊富なカリウムで余分な水分を体外へ

リンパの流れを良くするスイートクローバー。ダンディライオンリーフの特徴成分は余分な水分を体外に排出してくれるカリウム。同じくカリウムとフラボノイドを豊富に含むネトルで、尿の量を増やす利尿作用を実感。栄養分をきちんと補給しながら、むくみを解消するブレンドです。昼食後にこのブレンドを飲めば、夕方のむくみの軽減に良いでしょう。

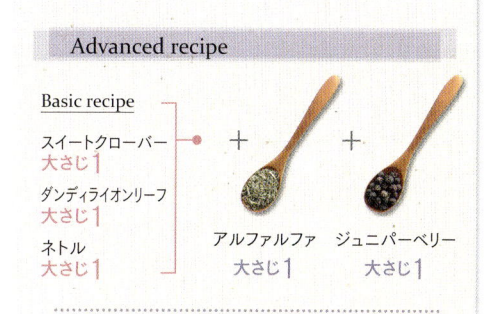

## Advanced recipe

Basic recipe
スイートクローバー 大さじ1
ダンディライオンリーフ 大さじ1
ネトル 大さじ1
＋ アルファルファ 大さじ1 ＋ ジュニパーベリー 大さじ1

### 膀胱、腎臓、甲状腺の働きをサポート

老廃物が溜まりやすい要因として、排泄を促す臓器の機能低下が考えられます。それをサポートするのが、この2種類のハーブ。膀胱や腎臓の機能低下によるむくみにはジュニパーベリー。体内代謝を促す甲状腺の機能低下にはアルファルファが役立ちます。ビタミンやミネラルも豊富なハーブなので、余分な水分を排出しつつ、栄養補給にもなります。

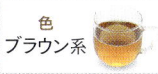

| ブレンドの特徴 | 色 ブラウン系 | 味 | 苦い | 渋い | 香ばしい | ハーバル | 酸っぱい | 甘い |
| --- | --- | --- | --- | --- | --- | --- | --- | --- |
| | | 香り | ビター | スパイシー | グリーン | シトラス | ミント | フローラル |

ダイエットに役立つレシピ 2

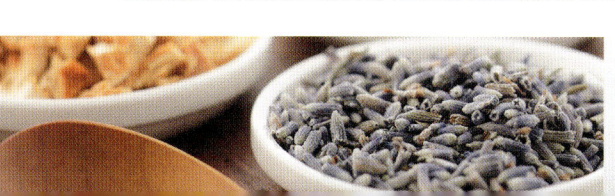

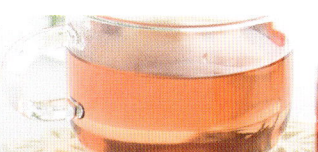

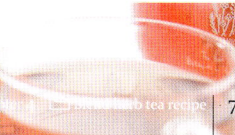

# 新陳代謝のアップに

ダイエットに役立つレシピ 3

代謝が落ちてしまうと、脂肪がつきやすくなるだけでなく、
体内に余分な水分や老廃物が溜まり、体の冷え、疲労、肌トラブルなどを招くことに。
巡るチカラを回復してトラブル知らずの体を手に入れましょう。

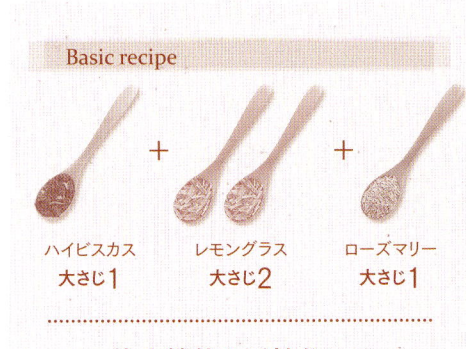

## Basic recipe

ハイビスカス 大さじ1 ＋ レモングラス 大さじ2 ＋ ローズマリー 大さじ1

### 体内機能を活性化して
### 体も心も元気にパワーアップ

新陳代謝を促進するクエン酸を豊富に含むハイビスカスは、デトックスや疲労回復にも役立つハーブ。レモングラスは消化を促すなど、消化器系全般の働きを高めてくれます。ローズマリーは血液やリンパ液などの循環不良を改善。体内機能を活性化するブレンドで、代謝アップとともに心身をパワーアップ！

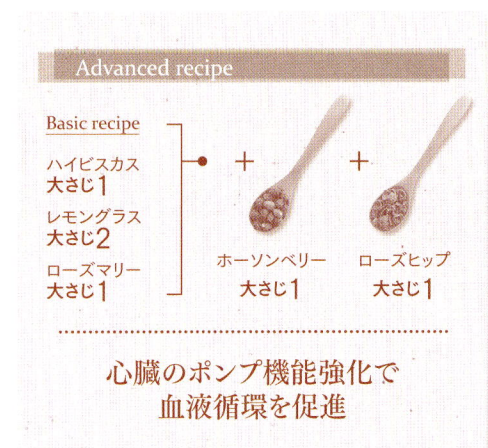

## Advanced recipe

Basic recipe
ハイビスカス 大さじ1
レモングラス 大さじ2
ローズマリー 大さじ1
＋ ホーソンベリー 大さじ1 ＋ ローズヒップ 大さじ1

### 心臓のポンプ機能強化で
### 血液循環を促進

ホーソンベリーは心臓の機能をサポートする働きに優れたハーブ。穏やかに心臓のポンプ機能を強化して血液の循環を良くし、代謝を促進します。ローズヒップに含まれるビタミンCは、運動や体内の代謝に使われる栄養素。代謝を良くして体内の不要物を排出するだけでなく、ビタミンCによる美肌効果も期待できます。

| ブレンドの特徴 | 色 レッド系 | 味 | 苦い | 渋い | 香ばしい | ハーバル | 酸っぱい | 甘い |
|---|---|---|---|---|---|---|---|---|
| | | 香り | ビター | スパイシー | グリーン | シトラス | ミント | フローラル |

# 脂肪燃焼のサポートに

健康的なダイエットを目指すなら、バランスの良い食事と適度な運動は不可欠。
スポーツ前後の水分補給に脂肪燃焼をサポートするハーブティーを飲めば効果も倍増。
本気で頑張るあなたをサポートするレシピです。

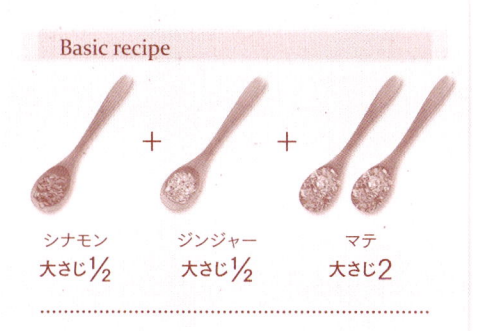

## Basic recipe

シナモン 大さじ1/2 + ジンジャー 大さじ1/2 + マテ 大さじ2

### 体を温め代謝の良い体づくり 脂肪分解作用も有効活用

　脂肪燃焼のポイントは体を温めて、燃えやすい体づくりをすること。その点、シナモンとジンジャーの内から温めるパワーは、ハーブの中でもトップクラス。さらに、シナモンとマテには脂肪を分解する働きがあるとされ、ダイエットの強い味方になってくれます。マテはビタミンやミネラルも豊富なので、食事制限をしている場合の栄養補給にも役立ちます。

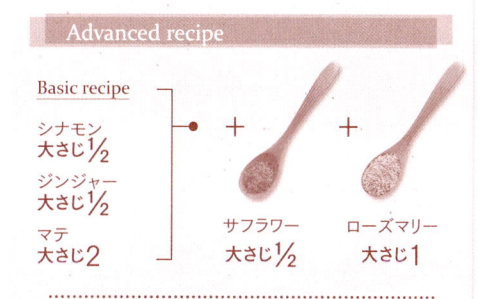

## Advanced recipe

Basic recipe（シナモン 大さじ1/2、ジンジャー 大さじ1/2、マテ 大さじ2）＋ サフラワー 大さじ1/2 ＋ ローズマリー 大さじ1

### 老化を防ぐ抗酸化作用で 健康的にダイエット

　サフラワーは血行促進によって体を温めて冷え性を改善し、燃えにくい体の体質改善に役立ちます。ローズマリーは抗酸化作用に優れており、美しく健康的なダイエットのために活用したいハーブ。体を温めることは、ダイエットの効果を上げるだけでなく、肩こりや頭痛、疲労感などの緩和になることも。冷えない体づくりで健やかボディを目指しましょう。

**ブレンドの特徴**
色：イエロー系
味：**苦い**／**ハーバル**
香り：**ビター**／**スパイシー**／**グリーン**

食生活とおなかのサポートレシピ

# 便秘の改善に

胃腸の不調や食生活など、便秘の原因はさまざまですが、
精神的なストレスが要因となる場合も少なくありません。
胃腸の働きを整えるハーブを上手に活用しながら、リラックスする時間も大切に。

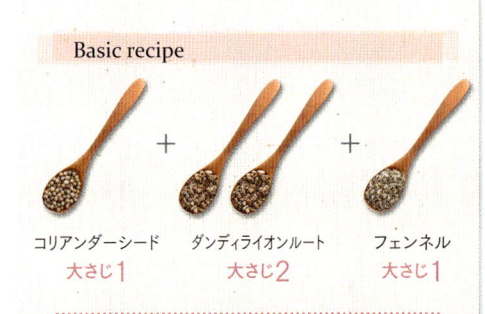

## Basic recipe

コリアンダーシード 大さじ1 ＋ ダンディライオンルート 大さじ2 ＋ フェンネル 大さじ1

### 消化を促してガスを排出 おなかのはりも改善

　ダンディライオンルートに含まれている苦味質には消化促進の作用があるほか、胆汁の分泌を促して脂肪を消化しやすいよう働くなど、さまざまなアプローチで便秘の改善をサポートします。フェンネルとコリアンダーシードは、腸内に溜まったガスを排出する駆風作用と消化促進作用を持つハーブ。おなかのはりを改善して、すっきりさせます。

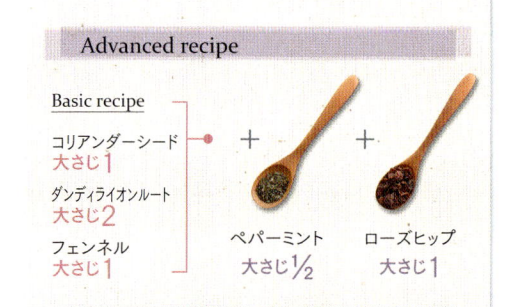

## Advanced recipe

Basic recipe
コリアンダーシード 大さじ1
ダンディライオンルート 大さじ2
フェンネル 大さじ1
＋ ペパーミント 大さじ1/2 ＋ ローズヒップ 大さじ1

### 精神的なストレスが原因の 便秘にも効果を発揮

　ペパーミントは胃腸の働きを整える作用があり、おなかにガスが溜まる鼓腸や消化不良なども和らげてくれます。また、ストレスとの関わりも指摘されている過敏性腸症候群にも良いとされています。ローズヒップは、食物繊維の一種であるペクチンを含み、腸内環境を整え、便通を促してくれます。さわやかな香りと自然な甘味を感じる、飲みやすいブレンドです。

| ブレンドの特徴 | 色 ブラウン系 | 味 | 苦い | 渋い | 香ばしい | ハーバル | 酸っぱい | 甘い |
|---|---|---|---|---|---|---|---|---|
| | | 香り | ビター | スパイシー | グリーン | シトラス | ミント | フローラル |

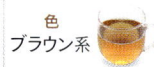

# 胃もたれや消化不良の改善に

胃もたれや消化不良は、胃腸の機能低下が原因の場合もあります。
ハーブの消化促進作用を利用すると同時に、
さわやかな香りで気分もおなかもすっきりさせましょう。

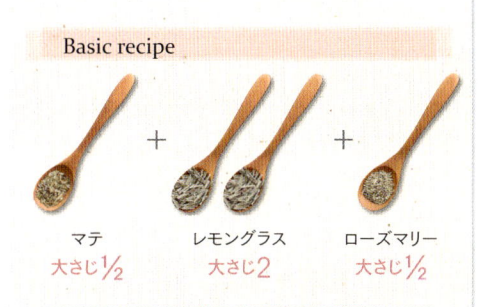

## Basic recipe

マテ 大さじ1/2 ＋ レモングラス 大さじ2 ＋ ローズマリー 大さじ1/2

### 消化促進作用とさわやかな香りで胃腸の不快感を緩和

　マテは消化促進作用があるので、脂っぽい食事をしたあとにおすすめのハーブ。レモングラスは健胃作用があり、レモンに似た香りで口の中をさっぱりさせます。ローズマリーは体の働きを活性化してくれるので、消化機能の低下による胃もたれや消化不良を緩和。さわやかな香りのブレンドで、胃や腸の不快感を和らげるとともに、気分もすっきりします。

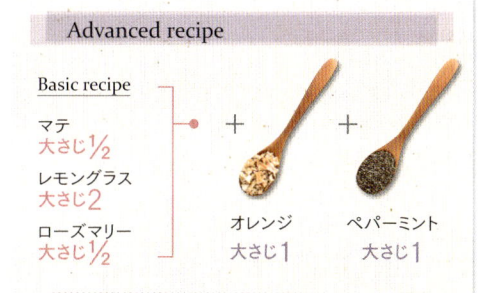

## Advanced recipe

Basic recipe
マテ 大さじ1/2
レモングラス 大さじ2
ローズマリー 大さじ1/2
＋ オレンジ 大さじ1 ＋ ペパーミント 大さじ1

### ストレス性の不調も整え、胃もたれの不快感もすっきり

　オレンジは胃液の分泌を促して、消化機能を活発にします。甘くフルーティーな香りは、不安や緊張を和らげるため、精神的ストレスが原因の不調にもおすすめです。ペパーミントは胃腸の働きを整える作用もあり、メントールの香りが、胃もたれによるムカムカを解消してくれます。親しみのある2つの香りのブレンドが、やさしい心地よさを生みます。

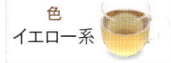

| ブレンドの特徴 | 色 イエロー系 | 味 | 苦い | 渋い | 香ばしい | ハーバル | 酸っぱい | 甘い |
|---|---|---|---|---|---|---|---|---|
| | | 香り | ビター | スパイシー | グリーン | シトラス | ミント | フローラル |

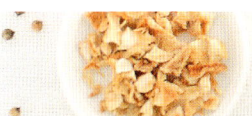

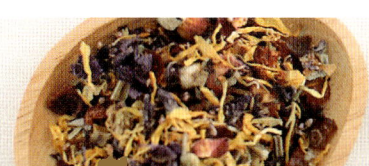

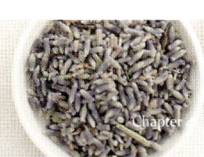

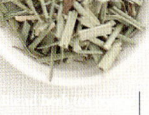

# 糖分の摂り過ぎが気になるときに

糖分は大切なエネルギー源。とはいえ摂り過ぎは禁物。消費されなかった糖分は脂肪として体に蓄えられます。糖分は、甘いもの以外に穀類などにも含まれるため、ごはんやパンなど、炭水化物の摂り過ぎにも注意しましょう。

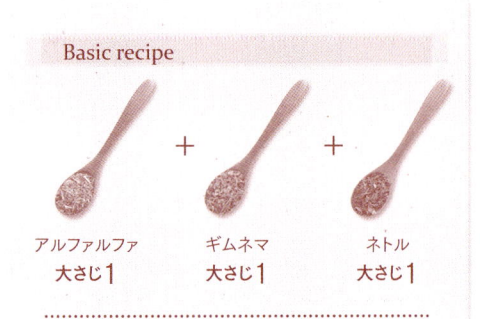

食生活とのおなかのサポートレシピ 3

## Basic recipe

アルファルファ 大さじ1 + ギムネマ 大さじ1 + ネトル 大さじ1

### 糖分の吸収を抑えるギムネマ 甘味への欲求を抑える効果も

アルファルファは血中のコレステロールを穏やかに下げる作用のあるハーブ。ギムネマは糖分の吸収を抑える作用があり、同時に甘味に対する欲求を抑えるといわれ、食前に飲むのがおすすめです。ネトルは血液をきれいにする浄血作用があり、血中の老廃物の排出をサポートします。ギムネマは、苦味や渋みが強いため、使用量には注意しましょう。

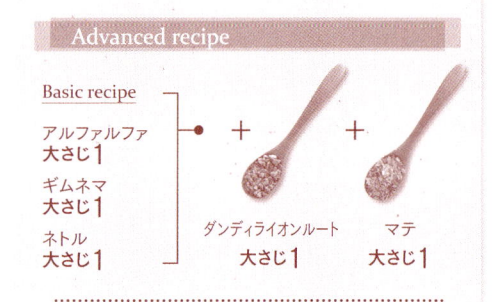

## Advanced recipe

Basic recipe
アルファルファ 大さじ1
ギムネマ 大さじ1
ネトル 大さじ1
+ ダンディライオンルート 大さじ1 + マテ 大さじ1

### デトックス効果で 過剰な糖分摂取を緩和

体内に溜まった老廃物を排出する作用に優れたダンディライオンルート。胆汁の分泌を促し、不要なものを溜めにくくしてくれます。栄養価に富んだマテは脂肪を分解する作用があり、ダイエットティーとしても人気。体の新陳代謝を上げて体内浄化を促進するこれらのハーブをブレンドに加えることで、糖分が体内に蓄積されないよう予防します。

| ブレンドの特徴 | 色 ブラウン系 | 味 | 苦い | 渋い | 香ばしい | ハーバル | 酸っぱい | 甘い |
|---|---|---|---|---|---|---|---|---|
| | | 香り | ビター | スパイシー | グリーン | シトラス | ミント | フローラル |

# 塩分の摂り過ぎが気になるときに

塩分は人間が生きていくために不可欠なもの。
1日10g未満が目安といわれていますが、つい多めに使いがち。塩分の摂り過ぎは、高血圧症やさまざまな生活習慣病を招きやすくなるため、十分に注意しましょう。

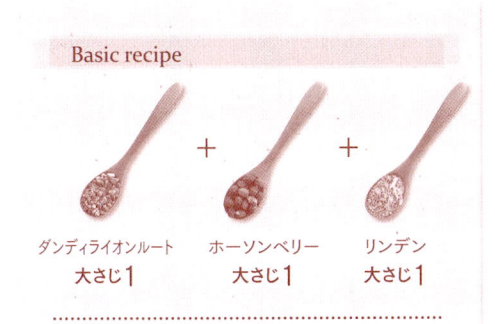

## Basic recipe

ダンディライオンルート 大さじ1 ＋ ホーソンベリー 大さじ1 ＋ リンデン 大さじ1

### 健やかな心臓のために やさしいハーブ

　ダンディライオンルートはデトックス効果に優れたハーブ。ホーソンベリーは穏やかに心臓に作用し、血圧を正常にする効果が期待できます。リンデンには鎮静作用と尿の量を増やす利尿作用があり、血圧を下げる働きがあるといわれています。塩分の摂り過ぎで気になるのは高血圧。ハーブティーでサポートしながら、日頃の食生活を見直しましょう。

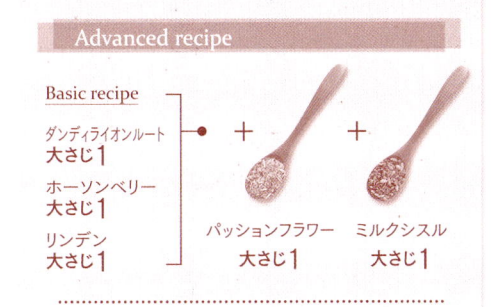

## Advanced recipe

Basic recipe（ダンディライオンルート 大さじ1／ホーソンベリー 大さじ1／リンデン 大さじ1）＋ パッションフラワー 大さじ1 ＋ ミルクシスル 大さじ1

### 中枢神経を鎮静して 気分も血圧もクールダウン

　パッションフラワーは、体の各部に指令を送る中枢神経を鎮静させる働きがあるハーブ。カーッとなるような気分の昂ぶりを鎮めて、血圧を下げる手助けをしてくれます。ミルクシスルは肝細胞の修復により、肝機能を回復してくれるハーブ。脂肪肝など肝臓の機能が低下すると、血中に老廃物が溜まり、動脈硬化など高血圧の原因にも。肝臓からも血圧改善をサポートしましょう。

**ブレンドの特徴**
- 色：ブラウン系
- 味：香ばしい／ハーバル
- 香り：ビター／グリーン

# 脂っぽい食事続きが気になるときに

普段の食生活に気をつけてはいても、外食が続くと、どうしても脂っぽい食事が多くなりがち。消化を促すハーブやデトックスのハーブを組み合わせて、脂肪を溜めない体づくりを目指しましょう。

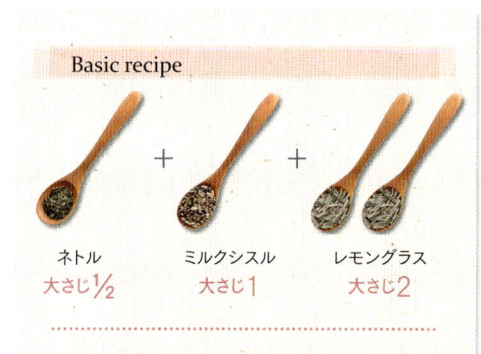

ととのえサポートレシピ 5 生活おかず

## Basic recipe

ネトル 大さじ1/2 ＋ ミルクシスル 大さじ1 ＋ レモングラス 大さじ2

### 肝臓と消化器系の機能をハーブで活性化

葉緑素を含むネトルは血液を作る造血作用と、血液を浄化する浄血作用で血液をサラサラにしてくれます。ミルクシスルは、脂っぽいものの食べ過ぎで傷んだ肝臓をケア。レモングラスは消化器系の働きを活性化し、胃もたれしやすい脂っぽい食事の消化を促進します。脂っぽい食事でダメージを受けやすい体内をケアするブレンドです。

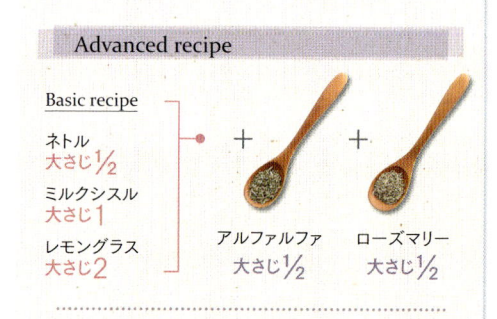

## Advanced recipe

Basic recipe
ネトル 大さじ1/2
ミルクシスル 大さじ1
レモングラス 大さじ2
＋ アルファルファ 大さじ1/2 ＋ ローズマリー 大さじ1/2

### コレステロールが気になるときのサポートに

脂っぽい食事が多くなると気になるのがコレステロール。アルファルファはコレステロール値を穏やかに下げる効果が期待できるハーブ。ビタミンやミネラルも豊富なので、栄養バランスの面でも積極的に取り入れたいものです。ローズマリーは抗酸化作用に優れていて、体のさびつきを予防してくれるハーブ。若々しくヘルシーな体づくりを応援します。

| ブレンドの特徴 | 色 イエロー系 | 味 | 苦い | 渋い | 香ばしい | **ハーバル** | 酸っぱい | 甘い |
|---|---|---|---|---|---|---|---|---|
| | | 香り | ビター | スパイシー | **グリーン** | **シトラス** | ミント | フローラル |

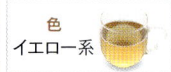

女性の心と体をケアするレシピ　　　　　　　　　　　　　　　　　　　　　　　　　　　Chapter 4　目的別・症状別ブレンドハーブティーレシピ

# 生理にまつわる不調に

環境の変化やストレスにも影響する女性の体。痛みが伴ったり、
サイクルが乱れたりなどの不調も、なかなか相談しづらく、つい我慢してしまいがちです。
女性の体をケアしてくれるハーブを味方にしましょう。

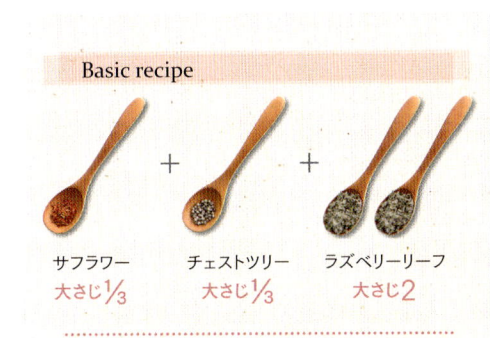

## Basic recipe

サフラワー 大さじ1/3 ＋ チェストツリー 大さじ1/3 ＋ ラズベリーリーフ 大さじ2

### 体を温め、子宮周囲の筋肉に働きかけて痛みを緩和

サフラワーは血行を促進して体を温める作用に優れ、生理を促す通経作用もあります。チェストツリーは、女性ホルモンのバランスが乱れて起きるさまざまな症状緩和に役立つハーブ。ラズベリーリーフは子宮周囲の筋肉に働きかけ、痙攣を鎮める作用があるので、生理痛を和らげたいときに活躍。女性の体に良い働きがいっぱい詰まった頼れるブレンドです。

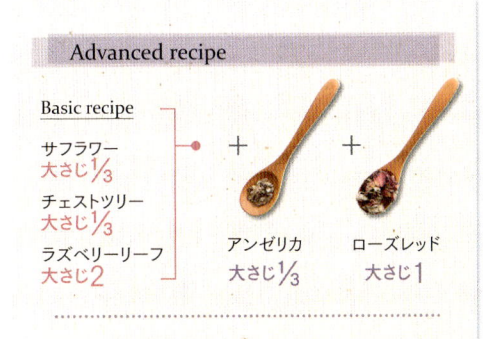

## Advanced recipe

Basic recipe
サフラワー 大さじ1/3
チェストツリー 大さじ1/3
ラズベリーリーフ 大さじ2
＋ アンゼリカ 大さじ1/3 ＋ ローズレッド 大さじ1

### 生理に関するトラブルに効能豊富なアンゼリカ

アンゼリカは子宮の働きを活発にして生理不順を改善したり、鎮痛作用が生理痛を和らげるなど、生理に関するトラブルに効能豊富なハーブ。ローズレッドの優雅な香りは、緊張を和らげ、ゆったりとした気分にさせます。ただし、アンゼリカは独特の強い香りがするので、入れ過ぎに注意。ローズレッドは渋みが出やすいので、ほんのり香る程度にしましょう。

| ブレンドの特徴 | 色 イエロー系 | 味 | 苦い | 渋い | 香ばしい | ハーバル | 酸っぱい | 甘い |
|---|---|---|---|---|---|---|---|---|
| | | 香り | ビター | スパイシー | グリーン | シトラス | ミント | フローラル |

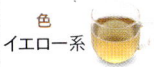

# 更年期のケアに

女性ホルモンが減少することで起きる更年期の症状。それは、誰もが経験する人生の通過点のひとつといえます。年齢を重ねるごとに輝く女性はとても素敵。そんなあなたを、ハーブのチカラが応援します。

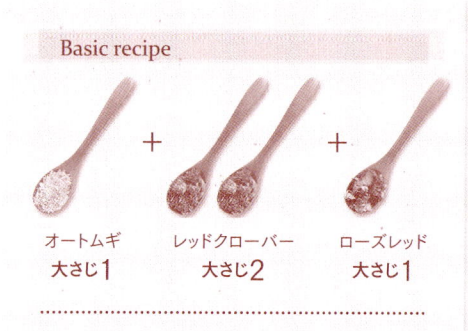

女性の心と体をケアするレシピ 2

## Basic recipe

オートムギ 大さじ1 ＋ レッドクローバー 大さじ2 ＋ ローズレッド 大さじ1

### ゆったり気分で楽しむ優雅な香りのブレンド

オートムギには精神を安定させる作用、鎮静作用があり、イライラや緊張を鎮めたいときに役立ちます。レッドクローバーは女性ホルモンのエストロゲンに似た成分を含んでいるので、更年期の体調変化をサポートする強い味方。ローズレッドの香りは神経を和らげ、ゆったりとした気分にします。肉体的にも精神的にも女性をケアするブレンドです。

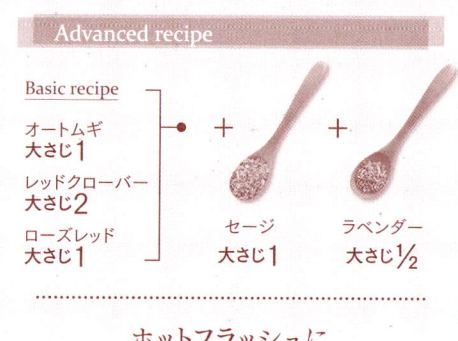

## Advanced recipe

Basic recipe
オートムギ 大さじ1
レッドクローバー 大さじ2
ローズレッド 大さじ1
＋ セージ 大さじ1 ＋ ラベンダー 大さじ1/2

### ホットフラッシュにセージが活躍

更年期の症状のひとつにのぼせや汗（ホットフラッシュ）があります。制汗作用や体の組織を引き締める収斂作用があるセージは、そんな症状に役立つハーブ。ラベンダーには抜群のリラックス効果があり、ストレスを和らげて、心を穏やかに保ちます。ラベンダーはやさしい花の芳香ですが、香りがとても強いため、入れ過ぎには注意しましょう。

---

ブレンドの特徴　色 イエロー系

味：苦い　渋い　香ばしい　**ハーバル**　酸っぱい　甘い
香り：ビター　スパイシー　グリーン　シトラス　ミント　**フローラル**

# 女性特有の気分の揺れに

女性の体は、周期的なホルモンバランスの変化によって肉体的にも精神的にもアップダウンしがち。心と体がナーバスになっているときは頑張りすぎず、そのサイクルを受け入れ、上手に付き合っていきましょう。

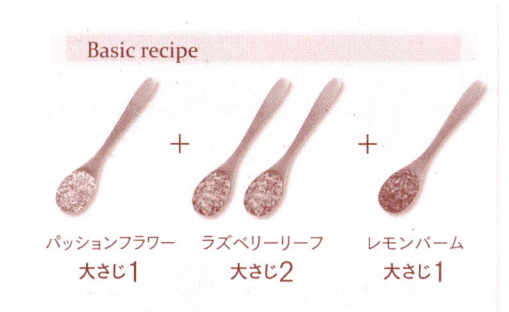

## Basic recipe

パッションフラワー 大さじ1 ＋ ラズベリーリーフ 大さじ2 ＋ レモンバーム 大さじ1

### 不安定な気持ちを和らげ穏やかムードに

　パッションフラワーは緊張や不安、イライラを鎮める鎮静作用を持つハーブ。ラズベリーリーフは女性の体をサポートするさまざまな効能があり、月経前症候群（PMS）にも役立ちます。レモンバームには揺らぐ気持ちを鎮める働きがあります。これらのハーブの相乗効果で、不安定な気持ちをリラックスさせ、穏やかなムードに包んでくれます。

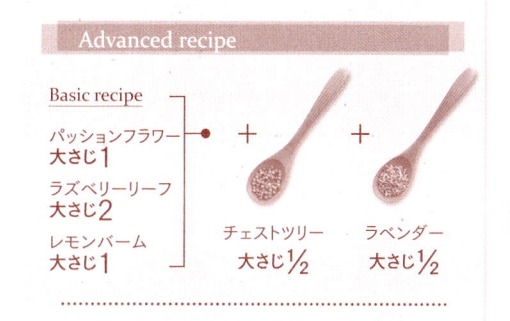

## Advanced recipe

Basic recipe
パッションフラワー 大さじ1
ラズベリーリーフ 大さじ2
レモンバーム 大さじ1
＋ チェストツリー 大さじ1/2 ＋ ラベンダー 大さじ1/2

### ホルモンバランスを整えて健やかな心身へ

　チェストツリーは黄体ホルモン不足に良いといわれ、ホルモンバランスの乱れが原因の症状緩和に有効。ホルモン分泌を調整する作用もあり、月経前症候群（PMS）や更年期の気分の揺れにおすすめです。また、ラベンダーはリラックス効果に優れ、心を癒すハーブ。ただし、チェストツリーは苦味と独特の風味があるので、入れ過ぎに注意しましょう。

---

**ブレンドの特徴**

色：イエロー系

味：苦い／渋い／香ばしい／**ハーバル**／酸っぱい／甘い

香り：ビター／スパイシー／グリーン／シトラス／ミント／**フローラル**

# 子育て中のママのサポートに

1日中、赤ちゃんの世話に大忙しのママも、時には自分の体を労り、リラックスする時間が大切。心にも体にも栄養を与えるハーブティーでひと息ついて、家族のために自分のために、パワーを養いましょう。

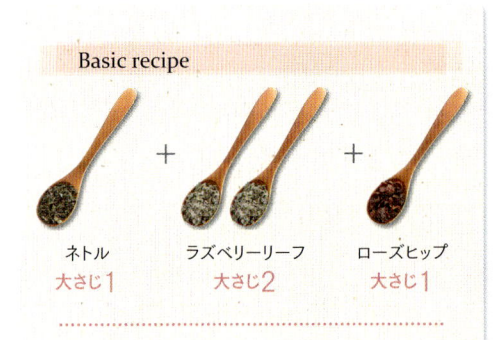

## Basic recipe

ネトル 大さじ1 ＋ ラズベリーリーフ 大さじ2 ＋ ローズヒップ 大さじ1

### 出産後の回復をサポート 心と体に栄養補給

出産後の子宮の回復を助けるラズベリーリーフ。ネトルはビタミンCや鉄分・葉酸などのミネラルを含み、造血に用いられるハーブ。ローズヒップもビタミンCをはじめ、栄養価の高いハーブとして有名。さらに美肌効果も期待できます。美味しくハーブティーを飲みながら、心にも体にも栄養補給でき、美しさに磨きがかかるブレンドです。

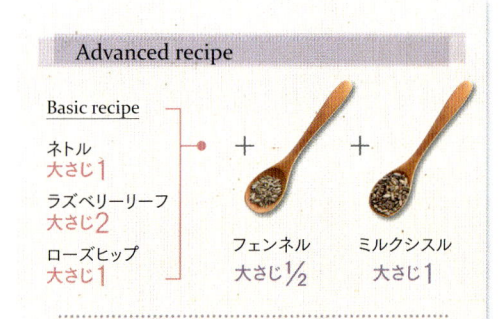

## Advanced recipe

Basic recipe
ネトル 大さじ1
ラズベリーリーフ 大さじ2
ローズヒップ 大さじ1
＋ フェンネル 大さじ1/2 ＋ ミルクシスル 大さじ1

### 母乳の出を良くする 赤ちゃんにもうれしいブレンド

母乳で子育て中のママにおすすめのブレンド。フェンネルもミルクシスルも母乳の出を良くするハーブとして、ヨーロッパでは広く親しまれています。授乳中はカフェインの入った飲み物は避けたいもの。さらにママにも赤ちゃんにもうれしい効能を含んだ美味しいブレンドティーなら一石二鳥です。ハーブティーを飲むタイミングは授乳後が良いでしょう。

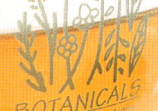

---

**ブレンドの特徴**
色：イエロー系

| | | | | | |
|---|---|---|---|---|---|
| 味 | 苦い | **渋い** | 香ばしい | **ハーバル** | 酸っぱい | 甘い |
| 香り | ビター | **スパイシー** | **グリーン** | シトラス | ミント | フローラル |

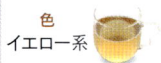

きれいを応援するレシピ

Chapter 4　目的別・症状別ブレンドハーブティーレシピ

# しっとり美肌づくりに

肌は体や心のコンディションを表す鏡。
化粧品など外側からのケアと同様にインナーケアも大切。美肌効果のあるハーブ、
リラックス効果のあるハーブで、体の内側からきれいになりましょう。

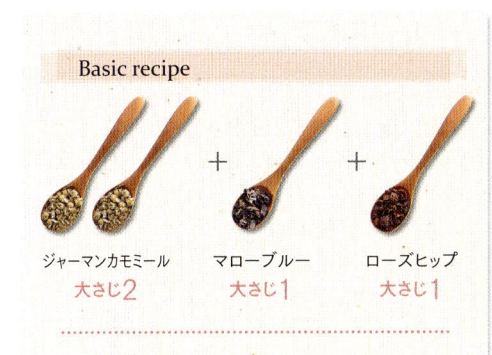

## Basic recipe

ジャーマンカモミール　大さじ2 ＋ マローブルー　大さじ1 ＋ ローズヒップ　大さじ1

### 皮膚に潤いを与えて保護する フローラルブレンド

　炎症を鎮める消炎作用や鎮静作用を持つジャーマンカモミールは、多くのスキンケアコスメにも使用されています。リラックス効果も高いので、心身ともにケアしてくれるハーブ。マローブルーは皮膚を修復・保護する作用があり、肌に潤いを与えます。そしてローズヒップはビタミンCがたっぷり。花のハーブで彩りも楽しめるフローラルなブレンドです。

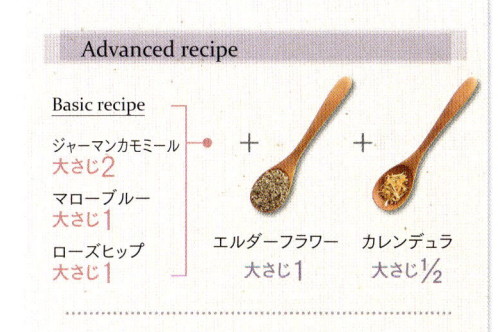

## Advanced recipe

Basic recipe
- ジャーマンカモミール　大さじ2
- マローブルー　大さじ1
- ローズヒップ　大さじ1

＋ エルダーフラワー　大さじ1 ＋ カレンデュラ　大さじ1/2

### 炎症を抑えて 肌トラブル知らずに

　エルダーフラワーは「セイヨウニワトコ」の名前でスキンケアコスメにも使われているハーブ。炎症を抑えて、みずみずしい肌へと導いてくれます。カレンデュラは皮膚の修復作用に優れ、肌をなめらかにさせる作用があります。スキンケアにはもちろんのこと、日焼けあとのお手入れや軽いやけどの手当てにも活躍します。美肌作用いっぱいのブレンドでトラブル知らずの肌に。

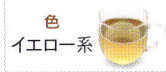

きれいを応援するレシピ 1

**ブレンドの特徴**
- 色：イエロー系
- 味：苦い／渋い／香ばしい／**ハーバル**／酸っぱい／**甘い**
- 香り：ビター／スパイシー／グリーン／シトラス／ミント／**フローラル**

# つややか美肌づくりに

つややかな美肌は女性の美しさをより輝かせます。
お肌の生まれ変わりのリズムは約28日。正常なターンオーバーと、その度に輝きを増す肌へ。
じっくり続けることで、きっと変化を感じられます。

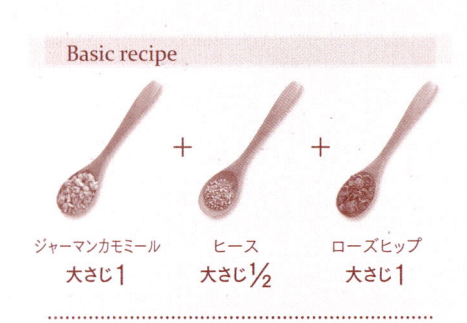

## Basic recipe

ジャーマンカモミール 大さじ1 ＋ ヒース 大さじ1/2 ＋ ローズヒップ 大さじ1

### 天然のアルブチンを含むヒースで白肌を目指して

　メラニン色素の合成を抑えるアルブチンを含むヒースは、肌を明るくする効果が期待できるほか、ニキビあとのケアにもおすすめ。消炎やリラックス作用で知られるジャーマンカモミールにもシミやソバカスを作りにくくする働きがあります。ローズヒップのビタミンCにはできてしまったメラニン色素を薄くする作用も。つやつやに輝くお肌のためのブレンドです。

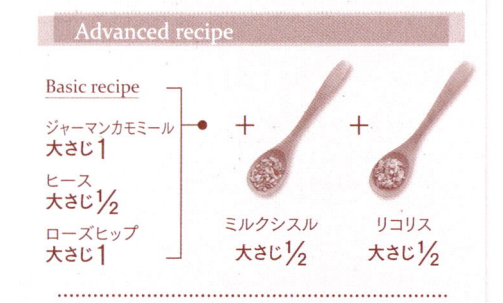

## Advanced recipe

Basic recipe
ジャーマンカモミール 大さじ1
ヒース 大さじ1/2
ローズヒップ 大さじ1
＋ ミルクシスル 大さじ1/2 ＋ リコリス 大さじ1/2

### 肝機能をアップしてデトックス 体の中からスキンケア

　肝臓の働きをサポートして、肝機能低下による肌のくすみに役立つミルクシスル。炎症やアレルギーを抑える作用があるリコリスは、日頃のスキンケアとしてはもちろんのこと、肌にトラブルが起きた場合のケアにも活躍します。体の中をすっきりデトックスするのは、美肌への近道。きれいになれるこのブレンドで、お肌の透明感をアップしましょう。

きれいを応援するレシピ 2

**ブレンドの特徴**

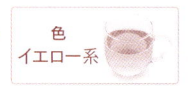

色：イエロー系

| | | | | | |
|---|---|---|---|---|---|
| 味 | 苦い | 渋い | 香ばしい | **ハーバル** | 酸っぱい | **甘い** |
| 香り | ビター | スパイシー | グリーン | シトラス | ミント | **フローラル** |

# エイジングスキンケアに

ハーブの中には目的や年齢に合った美肌作用がいっぱい。お肌はもちろん、メンタル面のケアに役立つ働きも豊富です。年齢を重ねた肌にふさわしいスキンケアとともに、ハーブティーを飲むリラックスタイムは心の栄養補給になるでしょう。

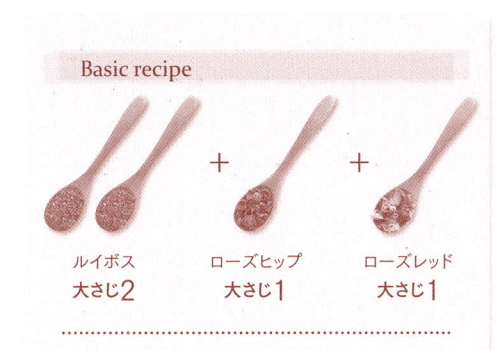

## Basic recipe

ルイボス 大さじ2 ＋ ローズヒップ 大さじ1 ＋ ローズレッド 大さじ1

### 抗酸化作用とビタミンCで生き生きとした素肌に

老化の原因となる活性酸素を除去する抗酸化作用に優れたルイボス。循環不良も緩和するので、お肌につやを与えます。ローズヒップは美肌づくりに欠かせないビタミンCがいっぱい。ローズレッドには肌を引き締める収斂作用があり、アンチエイジングコスメにもよく使われるハーブ。豊かな香りが、心にも栄養を与えます。

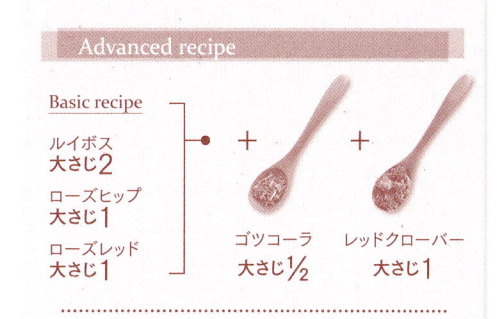

## Advanced recipe

Basic recipe
ルイボス 大さじ2
ローズヒップ 大さじ1
ローズレッド 大さじ1
＋ ゴツコーラ 大さじ1/2 ＋ レッドクローバー 大さじ1

### コラーゲン生成を促進 年齢を重ねた肌に活力をプラス

ゴツコーラは、皮膚の深部から回復させる作用があり、肌に潤いを与えるコラーゲンの生成を促します。中枢神経を鎮静する作用もあり、リラックスやリフレッシュにもおすすめのハーブ。レッドクローバーは、女性ホルモンのエストロゲンと似た作用を持つ成分を含んでおり、年齢を重ねた肌はもちろん、心にも活力を与えてくれます。

**ブレンドの特徴**　色 ブラウン系

味：苦い／渋い／**香ばしい**／**ハーバル**／酸っぱい／甘い
香り：**ビター**／スパイシー／**グリーン**／シトラス／ミント／フローラル

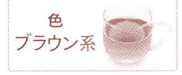

きれいを応援するレシピ 3

# 若々しく快活な日々のために

いつも健康で若々しくありたい、それは誰もが持つ願いです。年齢を重ねた心と体は、メンテナンスとデイリーケアが必要。その頼れるパートナーとなるのが、元気を与えてくれるハーブです。心身の機能を活性化するハーブでエイジングケアを始めましょう。

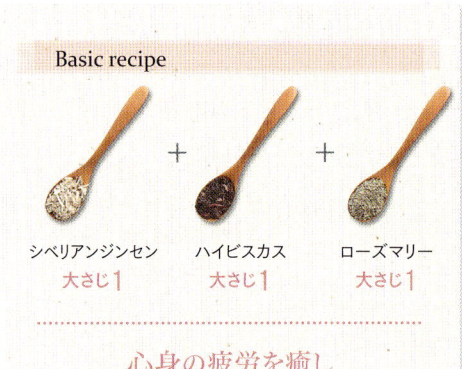

## Basic recipe

シベリアンジンセン 大さじ1 ＋ ハイビスカス 大さじ1 ＋ ローズマリー 大さじ1

### 心身の疲労を癒しさらにパワーアップ

シベリアンジンセンは心身ともに滋養強壮となるハーブ。疲労回復や体力アップに役立つほか、精神的なストレスにも抵抗力をつけます。クエン酸が豊富なハイビスカスも疲労を癒し、体内の巡りを良くする働きに優れています。ローズマリーは抗酸化作用に優れた「若返りのハーブ」。心にも体にも元気を与えるアンチエイジングなブレンドです。

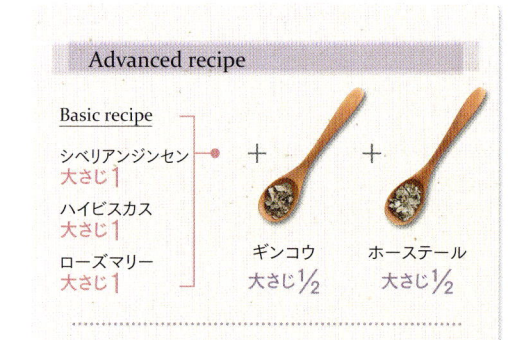

## Advanced recipe

Basic recipe
シベリアンジンセン 大さじ1
ハイビスカス 大さじ1
ローズマリー 大さじ1
＋ ギンコウ 大さじ1/2 ＋ ホーステール 大さじ1/2

### 血液循環を良くして脳を活性化 体の内側から爪や髪をケア

ギンコウは脳の血液循環を活発にし、集中力や記憶力のアップに役立つハーブ。血行不良によるめまいや耳鳴り、肩こりや冷え性の緩和にも役立ちます。ホーステールは皮膚の結合組織を強化する成分を豊富に含み、もろくなった爪・髪・骨の発育をサポート。体の外側からのお手入れだけではなく、このブレンドティーを飲んで体の内側からもケアしましょう。

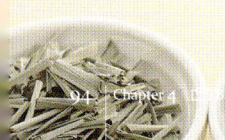

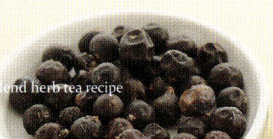

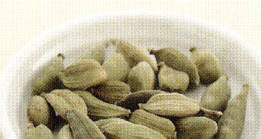

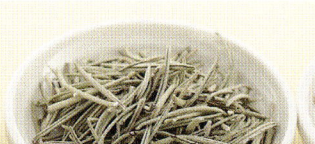

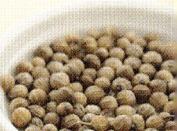

| ブレンドの特徴 | 色 レッド系 | 味 | 苦い | 渋い | 香ばしい | ハーバル | 酸っぱい | 甘い |
|---|---|---|---|---|---|---|---|---|
| | | 香り | ビター | スパイシー | グリーン | シトラス | ミント | フローラル |

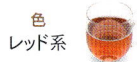

リラックスにおすすめのレシピ

Chapter 4　目的別・症状別ブレンドハーブティーレシピ

# 心地よい眠りにつきたい

昼間の興奮状態が続く、心配事が頭から離れない……。不眠の原因はさまざまですが、まずは鎮静作用に優れたハーブティーを飲んで、心身をリラックス状態に導きましょう。それぞれのハーブの相乗効果で、安眠へと誘います。

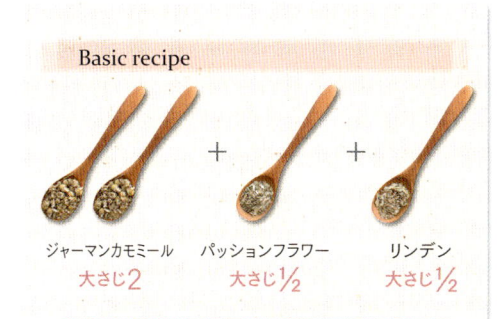

## Basic recipe

ジャーマンカモミール 大さじ2 ＋ パッションフラワー 大さじ1/2 ＋ リンデン 大さじ1/2

### 優れたリラックス効果で質の良い安眠へ

ジャーマンカモミールはリラックスの代名詞的なハーブ。その甘くやわらかい香りはゆったりとした気分にさせ、就寝前の穏やかな時間が楽しめます。パッションフラワーもリラックス効果が高く、とくに気分が昂ぶっていたり、考え事が頭から離れないようなときにおすすめ。リンデンは心身を緊張から解き放ち、質の良い眠りをもたらしてくれます。

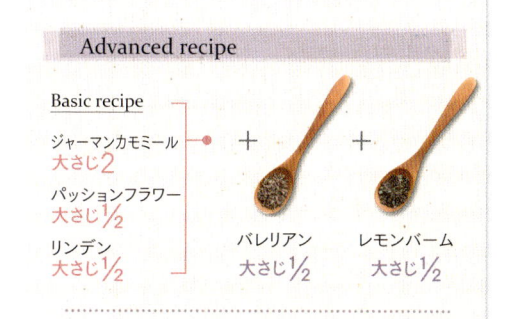

## Advanced recipe

Basic recipe
ジャーマンカモミール 大さじ2
パッションフラワー 大さじ1/2
リンデン 大さじ1/2
＋ バレリアン 大さじ1/2 ＋ レモンバーム 大さじ1/2

### 不眠薬として活用されたバレリアンをブレンド

レモンバームもバレリアンも、不安定な心を落ち着かせるハーブ。緊張や不安、イライラが原因で眠れない、またはすぐに目が覚めるなどの就眠障害の改善に役立つハーブ。とくにバレリアンは不眠薬として長い歴史を持っています。ハーブティー以外にも、規則正しい生活を送る、就寝前の食事は控えるなどライフスタイルの見直しも心掛けましょう。

| ブレンドの特徴 | 色 イエロー系 | 味 | **苦い** | 渋い | 香ばしい | **ハーバル** | 酸っぱい | 甘い |
|---|---|---|---|---|---|---|---|---|
| | | 香り | **ビター** | スパイシー | **グリーン** | シトラス | ミント | フローラル |

リラックスにおすすめのレシピ 1

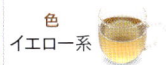

# 緊張をほぐしたい

時間に追われ、常にプレッシャーや不安を感じる現代社会。緊張で疲れ切った神経は、美味しいハーブティーで癒しましょう。さらに、神経を強壮するハーブの作用を活用して、ストレスに負けない、前向きな気持ちにチェンジを！

## Basic recipe

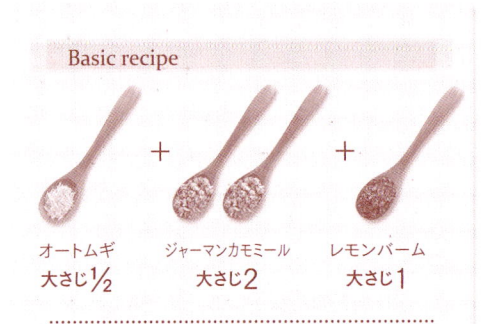

オートムギ 大さじ1/2 ＋ ジャーマンカモミール 大さじ2 ＋ レモンバーム 大さじ1

### 緊張で衰弱してしまった心身の疲労回復に

ストレス状態が続き、衰弱してしまった神経にはオートムギがおすすめ。肉体面と精神面、両方の疲労回復となるハーブです。そして、リラックスには定番のジャーマンカモミールをプラス。レモンバームも緊張を和らげる作用があり、緊張が原因による不眠や消化器系のトラブル緩和にも有効。レモンのようなさわやかな香りが気持ちを和らげます。

## Advanced recipe

Basic recipe（オートムギ 大さじ1/2、ジャーマンカモミール 大さじ2、レモンバーム 大さじ1）＋ スカルキャップ 大さじ1/3 ＋ ラベンダー 大さじ1/3

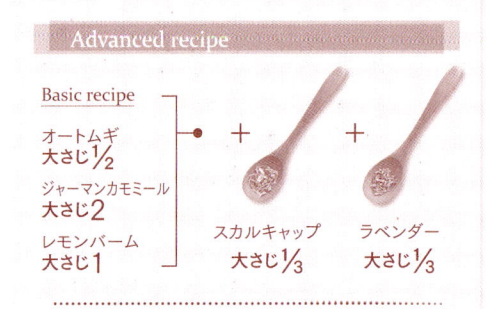

### 神経を強壮して、ストレスに負けないメンタルづくり

緊張や不安を和らげて、神経を強壮するといわれるスカルキャップ。ストレスフルな日々が続く方には、ぜひ役立てていただきたいハーブです。月経前症候群（PMS）や更年期など、女性特有の気分の揺れにも役立ちます。ただし、苦味が強いので使用量には注意を。不安や心配事が頭から離れないようなときは、リラックス効果の高いラベンダーをプラスしてみましょう。

リラックスにおすすめのレシピ 2

**ブレンドの特徴**
色：イエロー系
味：ハーバル
香り：グリーン、フローラル

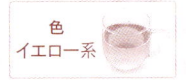

Chapter 4　目的別・症状別ブレンドハーブティーレシピ

# 心身のストレスを和らげたい

仕事場や家庭内で気付かない間にストレスが溜まり、心身にダメージを受けていませんか？
とくに胃や腸の消化器系は、影響を受けやすい器官です。
ハーブのリラックス効果と胃腸をケアする作用で労りましょう。

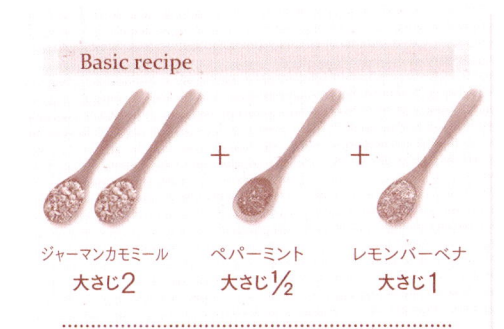

## Basic recipe

ジャーマンカモミール 大さじ2 ＋ ペパーミント 大さじ1/2 ＋ レモンバーベナ 大さじ1

### 弱った胃腸をやさしくケア 心と体に活力をプラス

　ストレスで胃がキリキリ痛む、何か詰まっているような感じがする、そんな経験がある方も多いはず。ジャーマンカモミールは心身をリラックスさせるだけでなく、弱った胃腸を癒してくれます。さわやかな香りのペパーミントは心身の疲れを癒し、リフレッシュさせるハーブ。レモンバーベナは興奮やイライラを鎮めるほか、憂うつな気持ちに元気を与えてくれます。

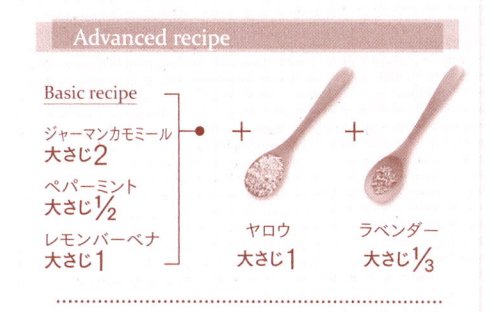

## Advanced recipe

Basic recipe
ジャーマンカモミール 大さじ2
ペパーミント 大さじ1/2
レモンバーベナ 大さじ1
＋ ヤロウ 大さじ1 ＋ ラベンダー 大さじ1/3

### ストレス性の胃炎や なかなか寝つけない夜に

　消化器系の不調緩和に優れているヤロウ。ストレスが原因の胃炎をはじめ、消化不良や食欲不振にも役立ちます。リラックス効果の高いラベンダーは、精神的な疲労を癒し、安眠へと誘うハーブ。とくに心配事や不安が頭から離れず、眠れないときにおすすめです。甘いフローラルな香りのラベンダーですが、少量でも十分に香るので入れ過ぎには注意しましょう。

リラックスにおすすめのレシピ 3

**ブレンドの特徴**　色 イエロー系

味：苦い　渋い　香ばしい　**ハーバル**　酸っぱい　甘い
香り：ビター　スパイシー　**グリーン**　シトラス　**ミント**　**フローラル**

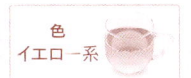

# 気分転換(リフレッシュ)したい

わけもなくイライラする、気分がのらない……そんなときって誰にでもありますよね。
さわやかな香りのハーブティーで気分を切り替えましょう。
きっとフレッシュな気持ちで新しい一歩が踏み出せるはず!

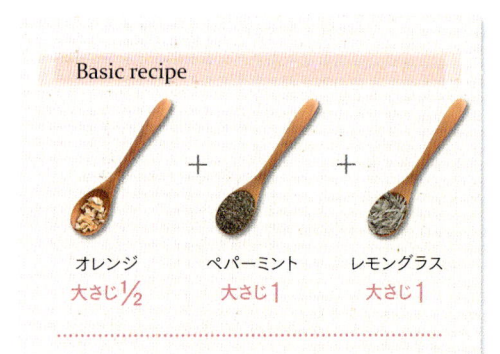

## Basic recipe

オレンジ 大さじ½ + ペパーミント 大さじ1 + レモングラス 大さじ1

### 豊かな香りのハーモニーで心も体もリフレッシュ

甘くフルーティーな香りが不安や緊張を和らげ、活力を与えるオレンジ。ペパーミントのさわやかなメントールの香りは、心と体をシャキッとさせます。そして、リフレッシュ効果抜群のレモングラス。メンタルケアには香りの効果がとても役立ちます。カップを鼻に近づけ、ハーブティーの香りを深呼吸しながら嗅いでみましょう。スーッと心が晴れ、笑顔になれます。

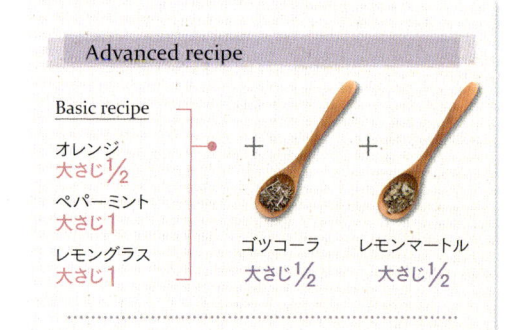

## Advanced recipe

Basic recipe
オレンジ 大さじ½
ペパーミント 大さじ1
レモングラス 大さじ1
+ ゴツコーラ 大さじ½ + レモンマートル 大さじ½

### パワーをチャージして、新鮮な気持ちで前進

中枢神経を鎮静する作用のあるゴツコーラ。同時に脳の働きを高めてくれるので、記憶力や集中力をアップしたいときにもおすすめです。レモンマートルは、ユーカリなどと同じフトモモ科の植物で、あふれるようなレモンに似た香りがするハーブ。そのフレッシュな香りは心と体に元気を与え、新鮮な気持ちで物事に向き合えるようサポートします。

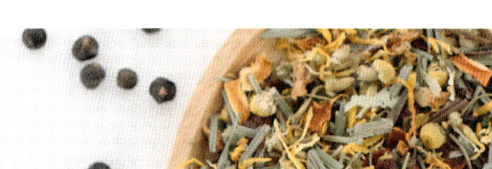

---

**ブレンドの特徴**
色 イエロー系

| 味 | 苦い | 渋い | 香ばしい | ハーバル | 酸っぱい | 甘い |
| 香り | ビター | スパイシー | グリーン | シトラス | ミント | フローラル |

リラックスにおすすめのレシピ 4

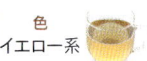

Chapter 4　目的別・症状別ブレンドハーブティーレシピ

# 集中力をアップしたい

仕事や勉強に集中して頑張りたいとき。心も体もシャキッとする、
すっきりとしたハーブの香りが、あなたをバックアップしてくれます。
ちょっと疲れを感じたら、このブレンドでティーブレイクを。

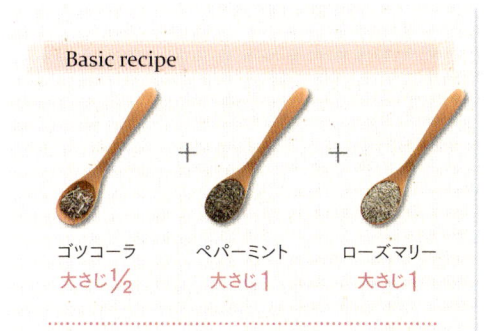

## Basic recipe

ゴツコーラ 大さじ1/2 ＋ ペパーミント 大さじ1 ＋ ローズマリー 大さじ1

### さわやかな香りで脳をすっきり 気分もシャキッと

3種類とも脳の働きを活性化する働きがあり、集中力や記憶力をアップさせて、仕事や勉強の効率を上げてくれるハーブ。とくにペパーミントとローズマリーの目が覚めるようなさわやかな香りには、脳をすっきりさせる作用があります。ゴツコーラにはほど良い苦みと渋みがあり、それぞれの香りや風味が相乗効果となって心と体をシャキッとさせます。

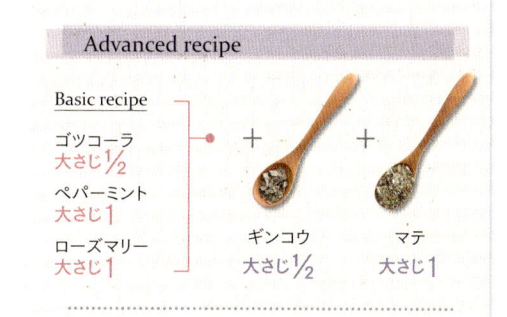

## Advanced recipe

Basic recipe
ゴツコーラ 大さじ1/2
ペパーミント 大さじ1
ローズマリー 大さじ1
＋ ギンコウ 大さじ1/2 ＋ マテ 大さじ1

### カフェインをプラスして、頭の働きをクリアに

ギンコウは血液循環を良くして、脳の代謝を高めるハーブ。マテは1〜2%（茶葉換算）のカフェインを含んでおり、頭の働きをクリアにします。ビタミンやミネラルを豊富に含んでいるマテは栄養補給にもなるため、肉体的な疲労による集中力ダウンにもおすすめです。タンブラー（19ページ参照）に入れて、仕事中や勉強中のティーブレイクにどうぞ。

---

**ブレンドの特徴**
- 色：イエロー系
- 味：苦い／渋い／香ばしい／ハーバル／酸っぱい／甘い
- 香り：ビター／スパイシー／グリーン／シトラス／ミント／フローラル

リラックスにおすすめのレシピ 5

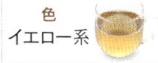

# イライラを鎮めたい

特別な理由もないのに、なぜかイライラ。ついまわりにあたってしまって自己嫌悪……。
それを繰り返さないためにも、ハーブの鎮静作用を活用しましょう。
自然の香りが、あなたをやさしく包み込んでくれます。

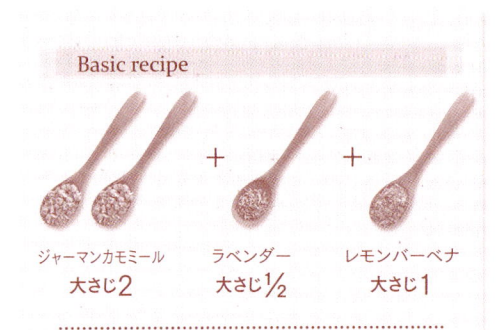

## Basic recipe

ジャーマンカモミール 大さじ2 + ラベンダー 大さじ1/2 + レモンバーベナ 大さじ1

### 上品な香りのハーモニーで
### やさしく穏やかな気持ちに

　3種類とも鎮静作用に優れ、ハーブの中でもトップクラスのリラックス効果を持つハーブばかり。ジャーマンカモミールのリンゴのような香り、ラベンダーの甘く強い花の芳香、レモンバーベナのグリーン調のレモンの香り。それぞれの個性がブレンドされて、さらなるリラックス効果を生み、やさしく穏やかな心を取り戻させます。

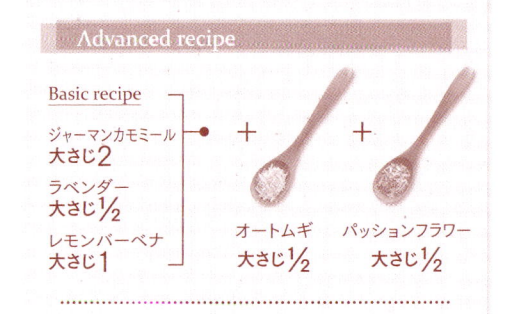

## Advanced recipe

Basic recipe
 ジャーマンカモミール 大さじ2
 ラベンダー 大さじ1/2
 レモンバーベナ 大さじ1
+ オートムギ 大さじ1/2 + パッションフラワー 大さじ1/2

### さらにリラックス効果を高め
### 心をクールダウン

　同じく鎮静作用に優れた2種類のハーブ。オートムギは精神面・肉体面の疲労回復に役立ち、パッションフラワーは眠れない夜におすすめです。イライラの原因はホルモンバランスの変化に原因がある場合も多々。いつも生理前に起きるようなら89ページのレシピを、更年期が考えられるなら88ページのレシピも参考にしてください。

リラックスにおすすめのレシピ **6**

**ブレンドの特徴**
色　イエロー系
味　苦い／**渋い**／香ばしい／**ハーバル**／酸っぱい／甘い
香り　ビター／スパイシー／**グリーン**／シトラス／ミント／**フローラル**

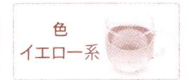

# 心と体の栄養補給に

1日フルに活動して心も体もクタクタ……。
リラックス効果と栄養たっぷりのハーブで疲れを癒しましょう。自然の恵みいっぱいの
ハーブティーの香りが、疲労困憊しているあなたに安らぎを与えてくれます。

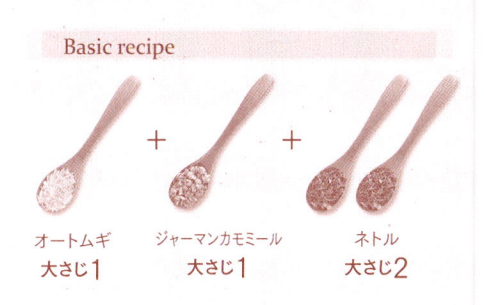

## Basic recipe

オートムギ 大さじ1 ＋ ジャーマンカモミール 大さじ1 ＋ ネトル 大さじ2

### まずは緊張を解きほぐし心と体に栄養をチャージ

　まずはジャーマンカモミールで緊張を解きほぐし、頑張った心と体をリラックスさせましょう。オートムギもネトルもビタミンやミネラルが豊富。足りない栄養を補給して、心と体にパワーチャージします。とくにネトルは鉄分やカルシウムなど不足しがちなミネラルを含むハーブ。浄血作用や利尿作用もあり、疲れの原因となる体内の老廃物の排出を促します。

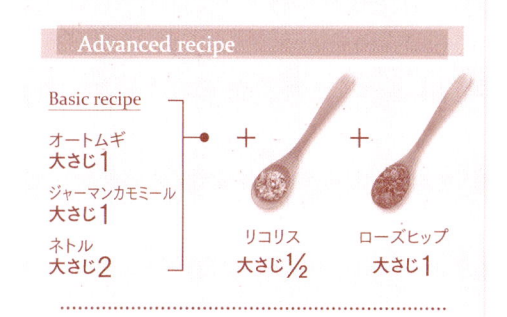

## Advanced recipe

Basic recipe
オートムギ 大さじ1
ジャーマンカモミール 大さじ1
ネトル 大さじ2
＋ リコリス 大さじ1/2 ＋ ローズヒップ 大さじ1

### 栄養いっぱいのハーブ 疲れた体を癒す甘味と旨み

　リコリスは甘味料にも用いられるほど甘味があり、「カンゾウ」という名で生薬としても使われるハーブ。免疫力を上げて、病気に対する抵抗力を強化する働きも期待できます。ローズヒップはレモンの20〜40倍のビタミンCを含むといわれ、ほかにもビタミンEやβ-カロテンなど栄養がいっぱい。疲れを癒す甘味と旨みが美味しさを増します。

リラックスにおすすめのレシピ **7**

**ブレンドの特徴**　色 イエロー系

味：ハーバル／甘い
香り：グリーン／フローラル

不調を改善して元気になれるレシピ

# 疲　労

すでに心も体も疲れ切っているけれど、もうひと頑張りしなきゃ。そんなときは、滋養強壮作用に優れたハーブで活を入れましょう。パワーあふれるハーブのブレンドがカンフル剤となってくれます。仕事の合間のティーブレイクにもおすすめです。

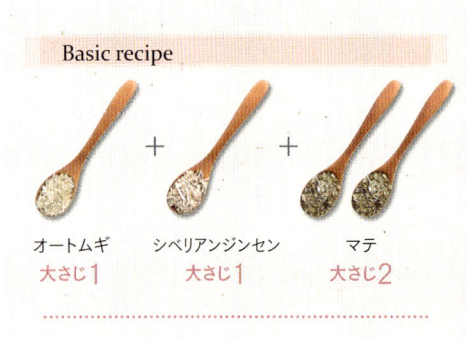

## Basic recipe

オートムギ 大さじ1 ＋ シベリアンジンセン 大さじ1 ＋ マテ 大さじ2

### 心にも体にも滋養強壮、頼りになる元気ブレンド

精神疲労を癒し、ミネラルが豊富なオートムギ。中国では「気」を高めるハーブといわれ、全身のトニック効果のあるシベリアンジンセン。どちらも精神的にも肉体的にも滋養強壮となるハーブです。パラグアイティーとも呼ばれるマテは南米で元気を与えるお茶として、広く愛飲されています。もうひと頑張りするためのパワーが欲しいときに、頼りになるブレンドです。

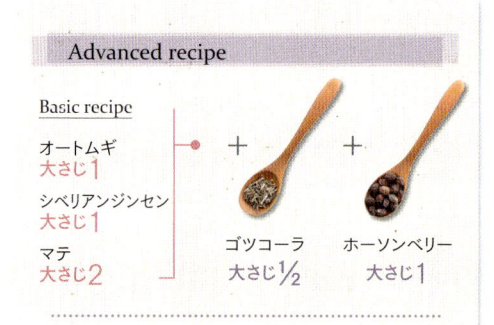

## Advanced recipe

Basic recipe
オートムギ 大さじ1
シベリアンジンセン 大さじ1
マテ 大さじ2
＋ ゴツコーラ 大さじ1/2 ＋ ホーソンベリー 大さじ1

### 心臓の機能をアップして全身に活力を

中枢神経を鎮静して、頭の中をクリアにするゴツコーラ。ホーソンベリーは強心作用に優れたハーブで、「心臓のためのハーブ」といわれるほど。心臓のポンプ機能をアップして、全身への血液の流れを増加させることで、体内機能に活力を与える効果が期待できます。なんとなく体がだるくて元気が出ない、疲れが溜まって思考回路が鈍い、そんなときにどうぞ。

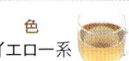

**ブレンドの特徴**
色：イエロー系
味：苦い／渋い／香ばしい／ハーバル／酸っぱい／甘い
香り：ビター／スパイシー／グリーン／シトラス／ミント／フローラル

Chapter 4　Blend herb tea recipe

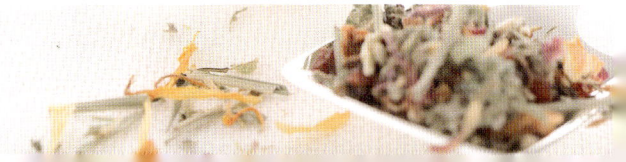

# 疲れ目

長時間のパソコンやデスクワークなどは、目を疲れさせるだけでなく、肩こりや頭痛を招くこともあります。アイブライトをはじめとするハーブを早めに飲んでケアを。フレッシュな味と香りが、仕事や勉強の気分転換になります。

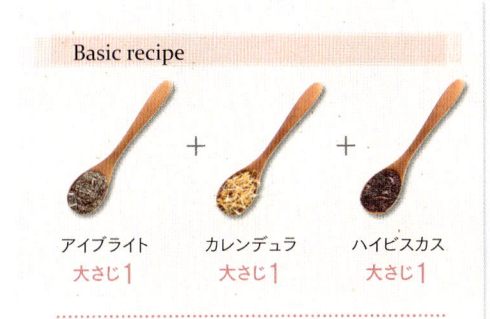

## Basic recipe

アイブライト 大さじ1 + カレンデュラ 大さじ1 + ハイビスカス 大さじ1

### 目のケアには必須のアイブライトを軸にブレンド

目のケアといえば、なんといってもアイブライト。疲れ目だけでなく、結膜炎や花粉症によるかゆみなど、さまざまな目のトラブルに活用できます。ハイビスカスの赤い色は色素成分アントシアニンによるもので、疲れ目を改善する作用があります。カレンデュラは炎症を鎮める作用を持つハーブ。ほど良い酸っぱさが、気分をリフレッシュしてくれます。

## Advanced recipe

Basic recipe（アイブライト 大さじ1 / カレンデュラ 大さじ1 / ハイビスカス 大さじ1） + ギンコウ 大さじ1/2 + ローズマリー 大さじ1/2

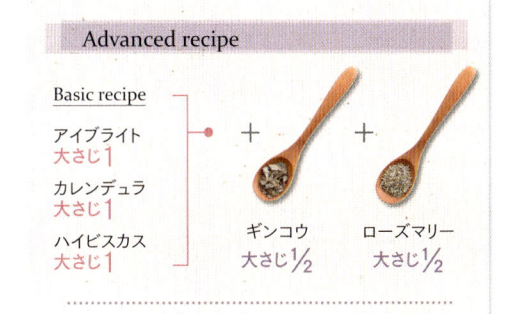

### 脳の血行を促進して目の疲れや肩こりをケア

ギンコウやローズマリーは、脳の血行を促進して、疲れ目を癒すハーブ。血行不良からくる、肩こりの緩和にも役立ちます。また、脳の働きも活性化するため、集中力のアップにもつながります。疲れ目はもちろんのこと、肩や腕がだるくて重く感じるときにも役立つブレンド。仕事や勉強の効率をアップしたいときのブレイクタイムにおすすめします。

| ブレンドの特徴 | 色 レッド系 | 味 | 苦い | 渋い | 香ばしい | ハーバル | 酸っぱい | 甘い |
|---|---|---|---|---|---|---|---|---|
| | | 香り | ビター | スパイシー | グリーン | シトラス | ミント | フローラル |

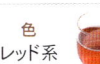

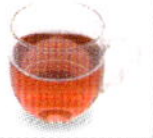

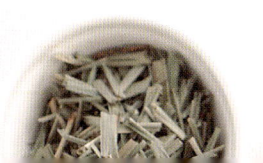

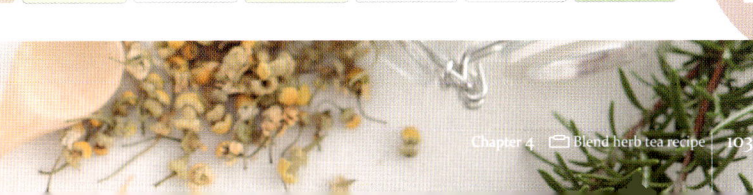

# のどのイガイガ

のどのイガイガ、声のガラガラなどは、風邪が原因の場合もあれば、
乾燥や空気の汚れなど環境によってのどがダメージを受けている場合もあります。
ハーブの消炎作用、抗菌作用で不快感から抜け出しましょう。

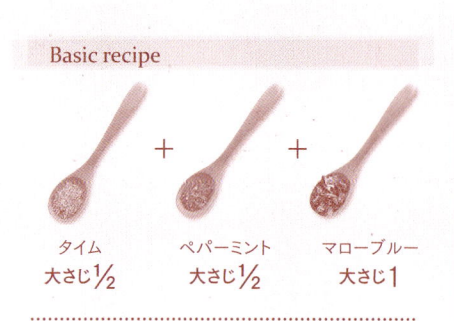

## Basic recipe

タイム 大さじ½ ＋ ペパーミント 大さじ½ ＋ マローブルー 大さじ1

### のどの粘膜を修復・保護
### 清涼感のある香りですっきり

抗菌作用や気管支の痙攣を鎮める作用があるタイム。のどのイガイガはもちろん、痛みや炎症、鼻炎など、呼吸器系のトラブル全般に有効なハーブです。ペパーミントの清涼感のある香りと風味は、のども気分もすっきりさせてくれます。マローブルーの粘液質はのどの粘膜を修復・保護する作用があり、炎症を和らげます。

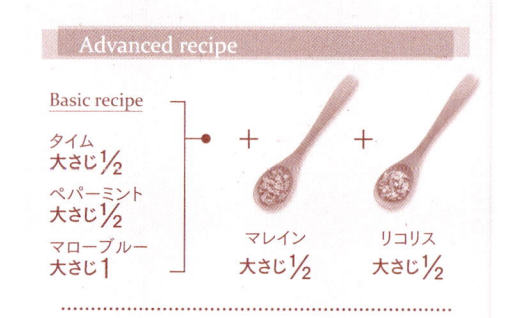

## Advanced recipe

Basic recipe（タイム 大さじ½／ペパーミント 大さじ½／マローブルー 大さじ1）＋ マレイン 大さじ½ ＋ リコリス 大さじ½

### 咳が出るならマレイン
### のどの腫れにはリコリスを

咳が出る、痰がからむなどの症状を伴う場合はマレインを、のどが腫れているときにはリコリスをブレンドすると効果がアップ。リコリスは咳や痰にも良いので、両方をブレンドすると相乗効果が得られます。のどの痛みの原因はさまざまですが、風邪をひいているようなら早めの対処が肝心。温かいハーブティーを飲んでゆっくり休息を。

**ブレンドの特徴**
色：ブラウン系
味：**苦い** 渋い 香ばしい **ハーバル** 酸っぱい **甘い**
香り：**ビター** スパイシー **グリーン** シトラス **ミント** フローラル

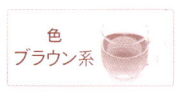

# 冷え性

体の冷えを改善するには、血行を促進することが肝心。血液の流れを良くすることで、体の中から温まります。冷え対策は寒い季節だけでなく、年間通して意識することが大切。ハーブティーも長く飲むことで、冷え性の改善につながります。

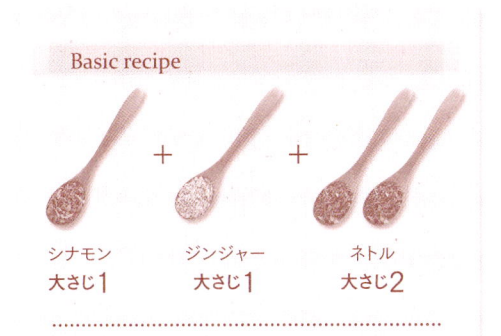

## Basic recipe

シナモン 大さじ1 ＋ ジンジャー 大さじ1 ＋ ネトル 大さじ2

### 体を芯から温める スパイシーハーブブレンド

シナモンとジンジャーは体を芯から温めてくれるハーブ。シナモンのウッディでスパイシーな香り、ジンジャーの刺激のある辛味のブレンドが、気持ちもほっこりとさせます。体内に老廃物が溜まっていると血液の流れが悪くなり、その結果、体の冷えを招く場合があります。そうならないために、血液のデトックス効果に優れたネトルで巡る体に体質改善しましょう。

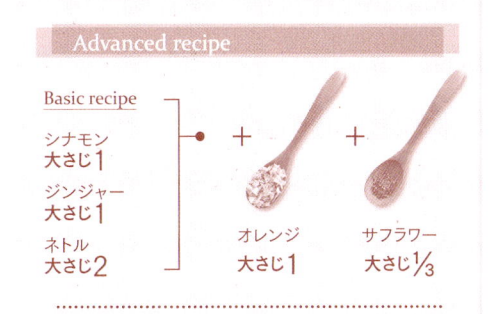

## Advanced recipe

Basic recipe（シナモン 大さじ1／ジンジャー 大さじ1／ネトル 大さじ2）＋ オレンジ 大さじ1 ＋ サフラワー 大さじ1/3

### リラックス＆血行促進 ダブルの作用で冷えを改善

オレンジの甘い香りは心身をリラックスさせ体を温めてくれます。精神的なストレスは体をこわばらせ、それが冷えにつながることもあるので、オレンジのリラックス効果がきっと役立つはず。サフラワーの血行促進作用は、体を温めたいときにぴったり。体の冷えは、さまざまな体調不良を招く原因になりかねないので、早めに対処しましょう。

---

**ブレンドの特徴**
色：イエロー系
味：ハーバル
香り：スパイシー

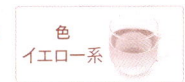

# 肩こり

長時間のデスクワークや精神的な緊張は体の筋肉をこわばらせ、肩こりを招きます。
改善の第一歩は体を温めて血行を促進し、筋肉の緊張を緩めること。
ハーブティーを飲むと同時に、軽い運動も試してみましょう。

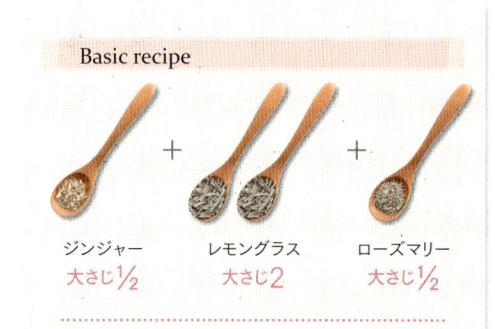

## Basic recipe

ジンジャー 大さじ½ + レモングラス 大さじ2 + ローズマリー 大さじ½

### 体を温めるハーブといえば やっぱりジンジャー

血行促進して体を温めるハーブといえば、やっぱりジンジャー。レモングラスにもローズマリーにも体の機能を活性化する働きがあり、新陳代謝をアップして肩こりを改善します。目を酷使する作業や同じ姿勢が続くときなどは、まめに休憩をはさんで軽くストレッチ運動を。体を冷やさないこと同様、筋肉をこわばらせないことも、肩こり改善には大切です。

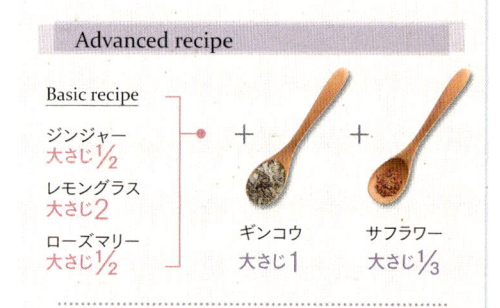

## Advanced recipe

Basic recipe
ジンジャー 大さじ½
レモングラス 大さじ2
ローズマリー 大さじ½
+ ギンコウ 大さじ1 + サフラワー 大さじ⅓

### 循環を改善する 5種類のハーブの相乗効果

ギンコウは脳の周囲を中心に全身の血液循環を促進するので、肩こりだけでなく冷えや血流の悪さが原因のさまざまな症状に効果を発揮。サフラワーも血行促進の働きに優れたハーブ。紅花（こうか）という名で漢方にも用いられます。この2種類を加えることで、体を温める働きはさらにアップ。ただし、サフラワーは香りにクセがあるので、使用量に注意しましょう。

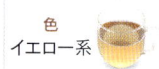

| ブレンドの特徴 | 色 イエロー系 | 味 | 苦い | 渋い | 香ばしい | ハーバル | 酸っぱい | 甘い |
|---|---|---|---|---|---|---|---|---|
| | | 香り | ビター | スパイシー | グリーン | シトラス | ミント | フローラル |

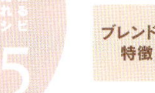

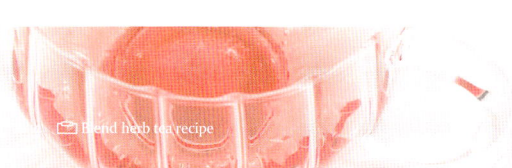

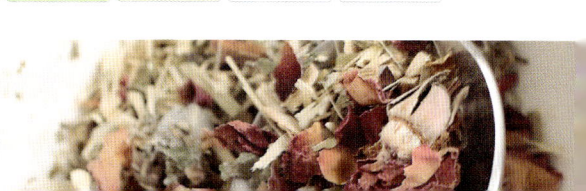

Chapter 4 目的別・症状別ブレンドハーブティーレシピ

# 頭　痛

突然やってくるズキズキ、そしてイライラ……。薬に頼る前に痛みを和らげるハーブを飲んでみては？　血行不良が原因なら、体を温めるハーブが役立つはず。習慣的な頭痛も、続けて飲むことで改善されるでしょう。

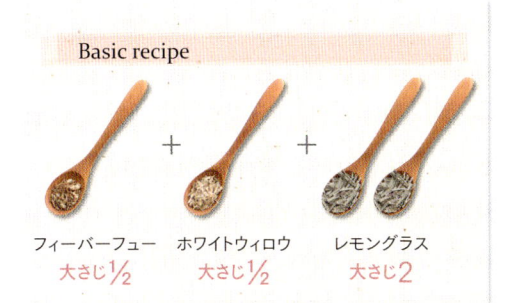

## Basic recipe

フィーバーフュー 大さじ1/2 ＋ ホワイトウィロウ 大さじ1/2 ＋ レモングラス 大さじ2

### アスピリンと似た作用の ハーブで痛みを緩和

　フィーバーフューもホワイトウィロウもアスピリンと似た効果が得られる、鎮痛作用のあるハーブ。どちらも頭痛を緩和したいときには、助けになってくれるでしょう。レモングラスのさわやかな香りは気分をリフレッシュさせ、痛みの軽減にも効果的。抗菌作用もあるので感染症の予防にもなり、風邪やインフルエンザの痛みの症状にも役立ちます。

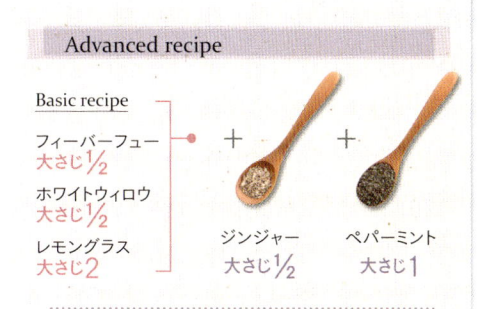

## Advanced recipe

Basic recipe
フィーバーフュー 大さじ1/2
ホワイトウィロウ 大さじ1/2
レモングラス 大さじ2
＋ ジンジャー 大さじ1/2 ＋ ペパーミント 大さじ1

### 血行不良が原因の頭痛には ジンジャーが活躍

　頭痛の原因はさまざまですが、血行不良が原因の場合も少なくありません。そんなときは、血液循環を良くするジンジャーの出番。ペパーミントは外用でも頭痛に用いられるハーブ。香りによる爽快感に加え、神経を鎮める鎮静作用があるので、痛みからイライラが募るときにもおすすめです。痛みが出たら、このさわやかブレンドティーでリフレッシュ＆リラックスしましょう。

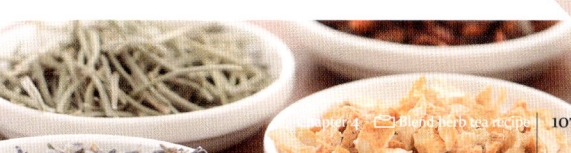

| ブレンドの特徴 | 色 | イエロー系 | | | | | | | | |
|---|---|---|---|---|---|---|---|---|---|---|
| | 味 | | 苦い | 渋い | 香ばしい | ハーバル | 酸っぱい | 甘い | | |
| | 香り | | ビター | スパイシー | グリーン | シトラス | ミント | フローラル | | |

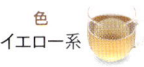

# 二日酔い

飲んでいるときは楽しかったのに、翌朝目覚めたらぐったり。
そんなときは、肝機能をサポートするハーブが大活躍。体内からアルコールを排出して、
早くすっきりさせましょう。酸味のきいた味が、疲れた体と心に活力を与えます。

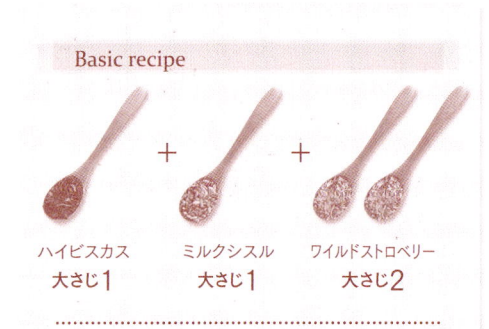

## Basic recipe

ハイビスカス 大さじ1 ＋ ミルクシスル 大さじ1 ＋ ワイルドストロベリー 大さじ2

### 肝機能をアップするハーブが二日酔い回復に大活躍

クエン酸をたっぷり含むハイビスカス。新陳代謝を高めて、体内に溜まったアルコールを排出するよう働きかけます。ミルクシスルは肝臓を保護して、肝機能を高めるハーブで、アルコールでダメージを受けた肝臓の回復に効果を発揮。ワイルドストロベリーも肝機能をサポートする作用があり、アルコールのデトックスに役立ちます。

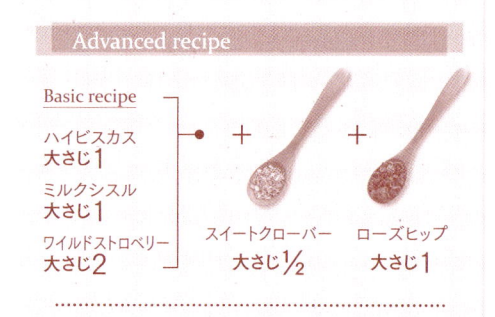

## Advanced recipe

Basic recipe
ハイビスカス 大さじ1
ミルクシスル 大さじ1
ワイルドストロベリー 大さじ2
＋ スイートクローバー 大さじ1/2 ＋ ローズヒップ 大さじ1

### アルコールの排出とともに体内の滞りを改善

スイートクローバーはリンパ液の循環を良くする作用があり、体内の老廃物排出を促進。二日酔いの改善はもちろん、翌朝のむくみ解消にも役立ちます。高い栄養価を持つローズヒップは、疲労回復におすすめのハーブ。前夜に飲み過ぎて体がだるい、でも今日は頑張らなきゃ……そんなときにおすすめのブレンドです。

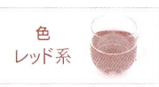

**ブレンドの特徴**
色 レッド系
味 ハーバル / 酸っぱい
香り グリーン

# 風　邪

季節の変わり目や体力が落ちていると思っていたら、つい風邪に。発熱、鼻水、痰など、風邪の症状をケアするハーブのほか、免疫力をアップして、体力をつけるハーブも活用を。風邪に負けない抵抗力のある体を目指しましょう。

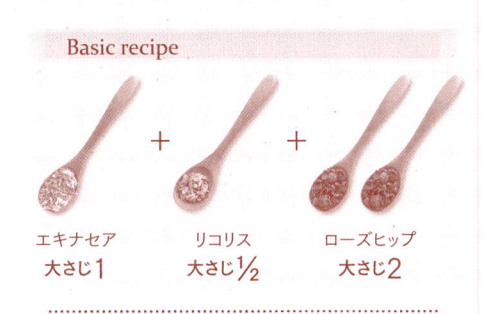

## Basic recipe

エキナセア 大さじ1 ＋ リコリス 大さじ1/2 ＋ ローズヒップ 大さじ2

### ウイルス、咳、痰、発熱 風邪のあらゆる症状に作用

　免疫力をアップさせる作用に、近年注目が集まっているエキナセア。抗ウイルスの作用もあり、風邪のひき始めには、ぜひ活用したいハーブです。リコリスは咳が出たり、痰がからんだりするときに有効。ローズヒップは発熱して失ったビタミンCの補給に良いハーブ。風邪に役立つそれぞれの作用が総合的に効果を発揮します。

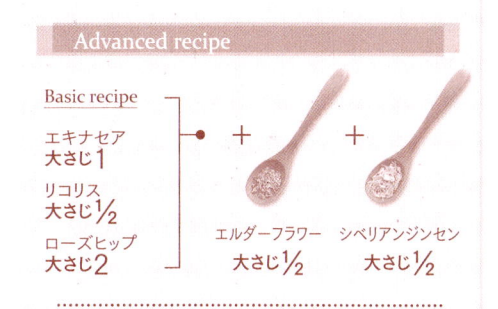

## Advanced recipe

Basic recipe
エキナセア 大さじ1
リコリス 大さじ1/2
ローズヒップ 大さじ2
＋ エルダーフラワー 大さじ1/2 ＋ シベリアンジンセン 大さじ1/2

### 鼻水や痰の症状に 体力回復にも役立つブレンド

　フラボノイドを豊富に含み、発汗作用のあるエルダーフラワー。汗を出すことで熱を下げる作用が期待できます。抗カタル作用もあり、鼻水や痰の症状も緩和します。シベリアンジンセンは肉体的にも精神的にもトニック効果のあるハーブ。体力回復に良いのはもちろんのこと、風邪をひかない体力づくり、免疫力アップにも役立ちます。

**ブレンドの特徴**

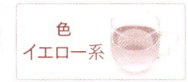

色：イエロー系

味・香り：**ハーバル**　**甘い**　**グリーン**
（苦い／渋い／香ばしい／酸っぱい／ビター／スパイシー／シトラス／ミント／フローラル）

# 花粉症

花粉症は、花粉に対して体が起こすアレルギー反応。つらい症状に悩む人は、年々増加しています。鼻水や目のかゆみなど、それぞれの症状への対処も必要ですが、気長に飲んで、アレルギーが起こりにくい体に体質改善しましょう。

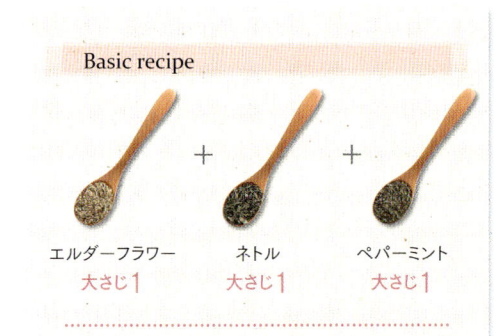

## Basic recipe

エルダーフラワー 大さじ1 ＋ ネトル 大さじ1 ＋ ペパーミント 大さじ1

### アレルギーに負けない体づくりを応援

　抗カタルの作用があるエルダーフラワーは、鼻水、鼻詰まり、涙目などの症状を和らげるハーブ。ネトルは血液を浄化し、アレルゲン（アレルギーを起こす原因）の影響を受けにくい体質に導いてくれます。ペパーミントに含まれるポリフェノールは抗アレルギー作用があるほか、メントールの爽快な香りがぐずぐずした鼻をすっきりさせてくれます。

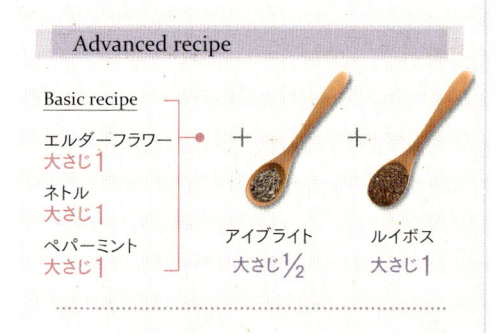

## Advanced recipe

Basic recipe
エルダーフラワー 大さじ1
ネトル 大さじ1
ペパーミント 大さじ1
＋ アイブライト 大さじ1/2 ＋ ルイボス 大さじ1

### 目のかゆみ、涙目には、アイブライトを

　目のかゆみ、涙目など花粉症特有の目の症状には、アイブライトが活躍します。ルイボスは活性酸素を除去する作用（SOD様作用）が高いといわれ、アレルギー体質の改善に役立つハーブ。毎年、花粉症に悩まされる方は、症状が出る季節の前から予防としてこのブレンドを飲むことをおすすめします。長期飲用することで、アレルギーに負けない体への体質改善が期待できます。

**ブレンドの特徴**　色 ブラウン系

| 味 | 苦い | 渋い | 香ばしい | ハーバル | 酸っぱい | 甘い |
| --- | --- | --- | --- | --- | --- | --- |
| 香り | ビター | スパイシー | グリーン | シトラス | ミント | フローラル |

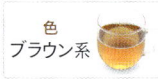

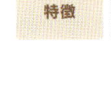

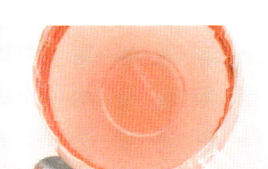

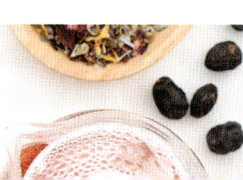

Chapter 4　目的別・症状別ブレンドハーブティーレシピ

# 夏バテ

高温多湿な日本の夏は、思っている以上に体力を消耗しています。ハーブティーで、しっかり栄養補給しましょう。さらには、冷房が原因による「夏の冷え」に悩む人も続出。滋養強壮のハーブと体を温めるハーブで、早めにケアを。

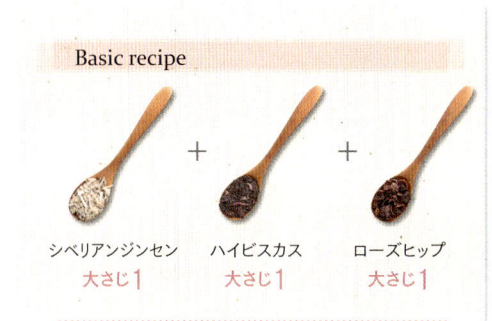

## Basic recipe

シベリアンジンセン 大さじ1 ＋ ハイビスカス 大さじ1 ＋ ローズヒップ 大さじ1

### 栄養豊富なハーブで効率良く体力回復

　滋養強壮の作用に優れ、疲労回復にぴったりのシベリアンジンセン。心身のストレスに対する抵抗力をつける働きもあります。ハイビスカスのクエン酸も疲労回復には有効な成分。ローズヒップはビタミンCを多く含みますが、ハイビスカスのクエン酸と一緒に摂ることで、そのビタミンCの吸収をアップすることができます。目の覚めるような酸っぱさがあるブレンドです。

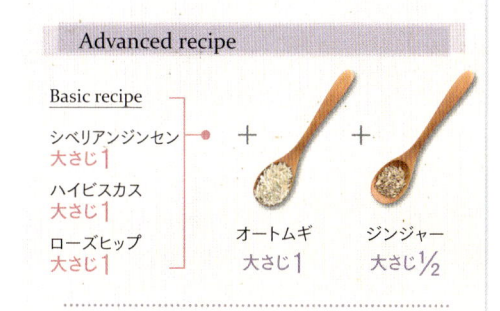

## Advanced recipe

Basic recipe
シベリアンジンセン 大さじ1
ハイビスカス 大さじ1
ローズヒップ 大さじ1
＋ オートムギ 大さじ1 ＋ ジンジャー 大さじ1/2

### 冷えが原因の夏バテにはジンジャーが活躍

　オートムギもビタミン、ミネラル、たんぱく質を豊富に含み、滋養強壮に良いハーブ。体を温めるジンジャーは、冷房による冷えや、冷たいものの食べ過ぎなどが原因で体調を崩してしまったときに有効です。夏でも冷えが不調の原因になることも少なくありません。冷え対策のハーブ（105ページ参照）も参考にしながら、しっかりケアしましょう。

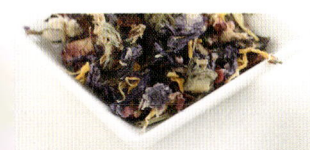

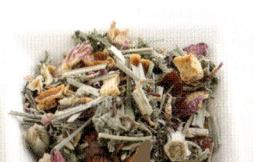

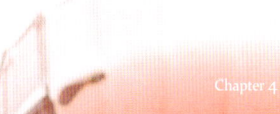

| ブレンドの特徴 | 色 レッド系 | 味 | 苦い | 渋い | 香ばしい | ハーバル | 酸っぱい | 甘い |
| --- | --- | --- | --- | --- | --- | --- | --- | --- |
| | | 香り | ビター | スパイシー | グリーン | シトラス | ミント | フローラル |

10

# この本で紹介したハーブの効能一覧表

この本で紹介した65種類のハーブの一般的な効能がひと目でわかるように、Chapter 4で紹介した目的や症状別ごとに●○をつけた一覧表を作りました。オリジナルブレンドを楽しむときの参考に使ってください。

Chapter 4 の症状や目的に対し
●＝メインとして働きかけるハーブ
○＝サポートとして働きかけるハーブ

| | ページ | ダイエットに役立つレシピ | | | | 食生活とおなかのサポートレシピ | | | | | 女性の心と体をケアするレシピ | | | |
|---|---|---|---|---|---|---|---|---|---|---|---|---|---|---|
| | | 老廃物の排出・デトックスに | むくみの解消に | 新陳代謝のアップに | 脂肪燃焼のサポートに | 便秘の改善に | 胃もたれや消化不良の改善に | 糖分の摂り過ぎが気になるときに | 塩分の摂り過ぎが気になるときに | 脂っぽい食事続きが気になるときに | 生理にまつわる不調に | 更年期のケアに | 女性特有の気分の揺れに | 子育て中のママのサポートに |
| | | 78 | 79 | 80 | 81 | 82 | 83 | 84 | 85 | 86 | 87 | 88 | 89 | 90 |
| アイブライト | 52 | | | | | | | | | | | | | |
| アルファルファ | 52 | ○ | ● | | | ○ | ● | | | ● | | | | |
| アンゼリカ | 53 | | | | | | ○ | | | | ● | | | |
| エキナセア | 36 | | | | | | | | | | | | | |
| エルダーフラワー | 37 | | ○ | | | | | | | | | | | |
| オートムギ | 53 | | | | | | | | | | ● | ○ | | |
| オレンジ | 54 | | | ○ | | | ● | | | | | | | |
| カルダモン | 54 | | | | | | | | | | | | | |
| カレンデュラ | 38 | | | | | | | | | | | | | |
| ギムネマ | 55 | | | | | | | ● | | | | | | |
| ギンコウ | 55 | | | | | | | | | | | | | |
| クローブ | 56 | | | ○ | ○ | | ○ | | | | | | | |
| ゴツコーラ | 56 | | | | | | | | | | | | | |
| コリアンダーシード | 57 | | | | ○ | ● | | | | | | | | |
| サフラワー | 57 | | | | ○ | | | | | | ● | ● | | |
| サマーセボリー | 58 | | | | | | ● | | | | | | | |
| シナモン | 58 | | | | ○ | | ● | | | | | | | |
| シベリアンジンセン | 59 | | | | | | | | | | | | | |
| ジャーマンカモミール | 39 | | | | | ○ | | | | | ○ | | ○ | |

## Chapter 4 目的別・症状別ブレンドハーブティーレシピ

### きれいを応援するレシピ
| No. | 症状・目的 |
|---|---|
| 91 | しっとり美肌づくりに |
| 92 | つややか美肌づくりに |
| 93 | エイジングスキンケアに |
| 94 | 若々しく快活な日々のために |

### リラックスにおすすめのレシピ
| No. | 症状・目的 |
|---|---|
| 95 | 心地よい眠りにつきたい |
| 96 | 緊張をほぐしたい |
| 97 | 心身のストレスを和らげたい |
| 98 | 気分転換（リフレッシュ）したい |
| 99 | 集中力をアップしたい |
| 100 | イライラを鎮めたい |
| 101 | 心と体の栄養補給に |

### 不調を改善して元気になれるレシピ
| No. | 症状・目的 |
|---|---|
| 102 | 疲労 |
| 103 | 疲れ目 |
| 104 | のどのイガイガ |
| 105 | 冷え性 |
| 106 | 肩こり |
| 107 | 頭痛 |
| 108 | 二日酔い |
| 109 | 風邪 |
| 110 | 花粉症 |
| 111 | 夏バテ |

# この本で紹介したハーブの効能一覧表

Chapter 4 の症状や目的に対し
● = メインとして働きかけるハーブ
○ = サポートとして働きかけるハーブ

| ハーブ | ページ | ダイエットに役立つレシピ ||||  食生活とおなかのサポートレシピ ||||| 女性の心と体をケアするレシピ ||||
|---|---|---|---|---|---|---|---|---|---|---|---|---|---|---|
| | | 78 老廃物の排出・デトックスに | 79 むくみの解消に | 80 新陳代謝のアップに | 81 脂肪燃焼のサポートに | 82 便秘の改善に | 83 胃もたれや消化不良の改善に | 84 糖分の摂り過ぎが気になるときに | 85 塩分の摂り過ぎが気になるときに | 86 脂っぽい食事続きが気になるときに | 87 生理にまつわる不調に | 88 更年期のケアに | 89 女性特有の気分の揺れに | 90 子育て中のママのサポートに |
| ジュニパーベリー | 59 | ○ | ● | | | | | | | | | | | |
| ジンジャー | 40 | | | ○ | ● | ○ | | | | | | | | |
| スイートクローバー | 60 | ○ | ● | | | | | | | | | | | |
| スカルキャップ | 60 | | | | | | | | | | ○ | ○ | | |
| ステビア | 61 | | | | | | | ○ | | | | | | |
| スペアミント | 61 | | | | | ○ | | | | | | | | |
| セージ | 62 | | | | | ○ | | | | | | ● | | |
| セントジョーンズワート | 62 | | | | | | | | | | ● | ○ | | |
| ソーパルメット* | 63 | | | | | | | | | | | | | |
| タイム | 63 | | | | | | | | | | | | | |
| ダンディライオンリーフ | 64 | ○ | ● | | | ○ | | | | | | | | |
| ダンディライオンルート | 41 | ● | | | ○ | ● | ○ | ● | ○ | | | | | ○ |
| チェストツリー | 64 | | | | | | | | | | ● | ○ | ● | |
| ネトル | 42 | ● | ● | | | | ○ | | | | | | | ● |
| バーチバーク | 65 | ○ | ○ | | | | | | | | | | | |
| バードック | 65 | ● | | ○ | | ○ | | | | | | | | |
| ハイビスカス | 43 | ○ | | | ● | | | | | | | | | |
| パッションフラワー | 66 | | | | | | | | ● | | | | ○ | |
| バレリアン | 66 | | | | | | | | | | | | | |
| ヒース | 67 | | | | | | | | | | | | | |
| フィーバーフュー | 67 | | | | | | | | | | ○ | | | |
| フェンネル | 68 | | | | | ● | ● | | | ○ | | | ● | |
| ペパーミント | 44 | ○ | | | | ○ | ● | | | ○ | | | | |

*この一覧表には適した効能がありませんが、前立腺の肥大が原因のさまざまな症状、生殖機能の衰えなどに用いられます（63ページ参照）

Chapter 4　目的別・症状別ブレンドハーブティーレシピ

| | きれいを応援するレシピ | | | | リラックスにおすすめのレシピ | | | | | | | 不調を改善して元気になれるレシピ | | | | | | | | | |
|---|---|---|---|---|---|---|---|---|---|---|---|---|---|---|---|---|---|---|---|---|---|
| | しっとり美肌づくりに | つややか美肌づくりに | エイジングスキンケアに | 若々しく快活な日々のために | 心地よい眠りにつきたい | 緊張をほぐしたい | 心身のストレスを和らげたい | 気分転換（リフレッシュ）したい | 集中力をアップしたい | イライラを鎮めたい | 心と体の栄養補給に | 疲労 | 疲れ目 | のどのイガイガ | 冷え性 | 肩こり | 頭痛 | 二日酔い | 風邪 | 花粉症 | 夏バテ |
| | 91 | 92 | 93 | 94 | 95 | 96 | 97 | 98 | 99 | 100 | 101 | 102 | 103 | 104 | 105 | 106 | 107 | 108 | 109 | 110 | 111 |

Chapter 4　Blend herb tea recipe

# この本で紹介したハーブの効能一覧表

Chapter 4 の症状や目的に対し
● = メインとして働きかけるハーブ
○ = サポートとして働きかけるハーブ

| ハーブ | ページ | ダイエットに役立つレシピ ||||食生活とおなかのサポートレシピ |||||女性の心と体をケアするレシピ ||||
|---|---|---|---|---|---|---|---|---|---|---|---|---|---|---|
| | | 78 老廃物の排出・デトックスに | 79 むくみの解消に | 80 新陳代謝のアップに | 81 脂肪燃焼のサポートに | 82 便秘の改善に | 83 胃もたれや消化不良の改善に | 84 糖分の摂り過ぎが気になるときに | 85 塩分の摂り過ぎが気になるときに | 86 脂っぽい食事続きが気になるときに | 87 生理にまつわる不調に | 88 更年期のケアに | 89 女性特有の気分の揺れに | 90 子育て中のママのサポートに |
| ホーステール | 68 | ○ | ○ | | | | | | | | | | | |
| ホーソンベリー | 69 | | | ● | | | ● | | | | | | | |
| ホワイトウィロウ | 69 | | | | | | | | | | | | | |
| マーシュマロウ | 70 | | | | | ○ | | | | | | | | |
| マテ | 70 | | | ○ | ● | | ● | ● | ○ | | | | | |
| マレイン | 71 | | | | | | | | | | | | | |
| マローブルー | 45 | | | | | | | | | | | | | |
| ミルクシスル | 71 | ● | | | | | | | ○ | | | | | ○ |
| ヤロウ | 72 | | | | | | ● | | | | ○ | | | |
| ラズベリーリーフ | 46 | | | | | | | | | | ● | | ● | ● |
| ラベンダー | 72 | | | | | | | | | | ○ | ○ | | |
| リコリス | 73 | | | | | | | | | | | | | |
| リンデン | 73 | | | | | | | | ● | | | | | |
| ルイボス | 74 | | | | | ○ | | | | | | | | |
| レッドクローバー | 74 | | | | | | | | | | ○ | | ○ | |
| レモングラス | 47 | | | ○ | ○ | | ● | | | | | | | |
| レモンバーベナ | 75 | | | | | | ● | | | | | | | |
| レモンバーム | 48 | | | | | | ● | ○ | | | | ● | | |
| レモンマートル | 75 | | | | | | | ○ | | | | | | |
| ローズヒップ | 49 | | | | | | ● | | | | | | | ● |
| ローズピンク・ローズレッド | 76 | | | | | | ○ | | | | ● | ○ | | |
| ローズマリー | 50 | | | ● | ● | | | | ○ | | | | | |
| ワイルドストロベリー | 76 | ○ | | | | | ● | | | | | | | |

# Chapter 4　目的別・症状別ブレンドハーブティーレシピ

| カテゴリー | 項目 | ページ |
|---|---|---|
| きれいを応援するレシピ | しっとり美肌づくりに | 91 |
| きれいを応援するレシピ | つややか美肌づくりに | 92 |
| きれいを応援するレシピ | エイジングスキンケアに | 93 |
| きれいを応援するレシピ | 若々しく快活な日々のために | 94 |
| リラックスにおすすめのレシピ | 心地よい眠りにつきたい | 95 |
| リラックスにおすすめのレシピ | 緊張をほぐしたい | 96 |
| リラックスにおすすめのレシピ | 心身のストレスを和らげたい | 97 |
| リラックスにおすすめのレシピ | 気分転換（リフレッシュ）したい | 98 |
| リラックスにおすすめのレシピ | 集中力をアップしたい | 99 |
| リラックスにおすすめのレシピ | イライラを鎮めたい | 100 |
| リラックスにおすすめのレシピ | 心と体の栄養補給に | 101 |
| 不調を改善して元気になれるレシピ | 疲労 | 102 |
| 不調を改善して元気になれるレシピ | 疲れ目 | 103 |
| 不調を改善して元気になれるレシピ | のどのイガイガ | 104 |
| 不調を改善して元気になれるレシピ | 冷え性 | 105 |
| 不調を改善して元気になれるレシピ | 肩こり | 106 |
| 不調を改善して元気になれるレシピ | 頭痛 | 107 |
| 不調を改善して元気になれるレシピ | 二日酔い | 108 |
| 不調を改善して元気になれるレシピ | 風邪 | 109 |
| 不調を改善して元気になれるレシピ | 花粉症 | 110 |
| 不調を改善して元気になれるレシピ | 夏バテ | 111 |

Chapter 4　Blend herb tea recipe

## ハーブドリンクいろいろ

**Herb drink**

ハーブは果汁やお酒との相性も良く、いろいろなアレンジが楽しめます。
健康にも美容にもうれしいパワーが詰まったハーブドリンク。
いつもとちょっと違った気分でハーブを楽しみたいときにどうぞ。

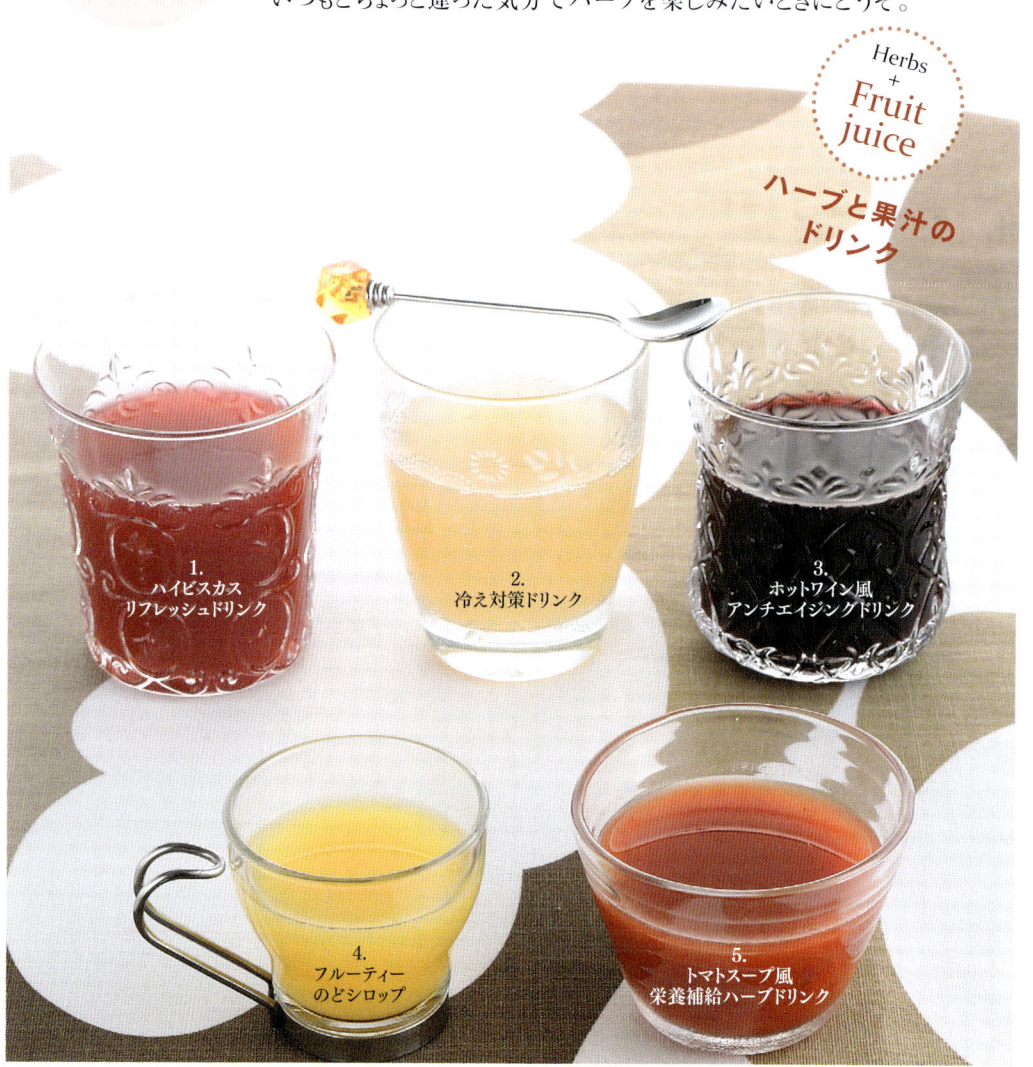

Herbs + Fruit juice

ハーブと果汁のドリンク

1. ハイビスカスリフレッシュドリンク
2. 冷え対策ドリンク
3. ホットワイン風アンチエイジングドリンク
4. フルーティーのどシロップ
5. トマトスープ風栄養補給ハーブドリンク

＊作り方は120ページで紹介しています。

Herbs
+
Liquor

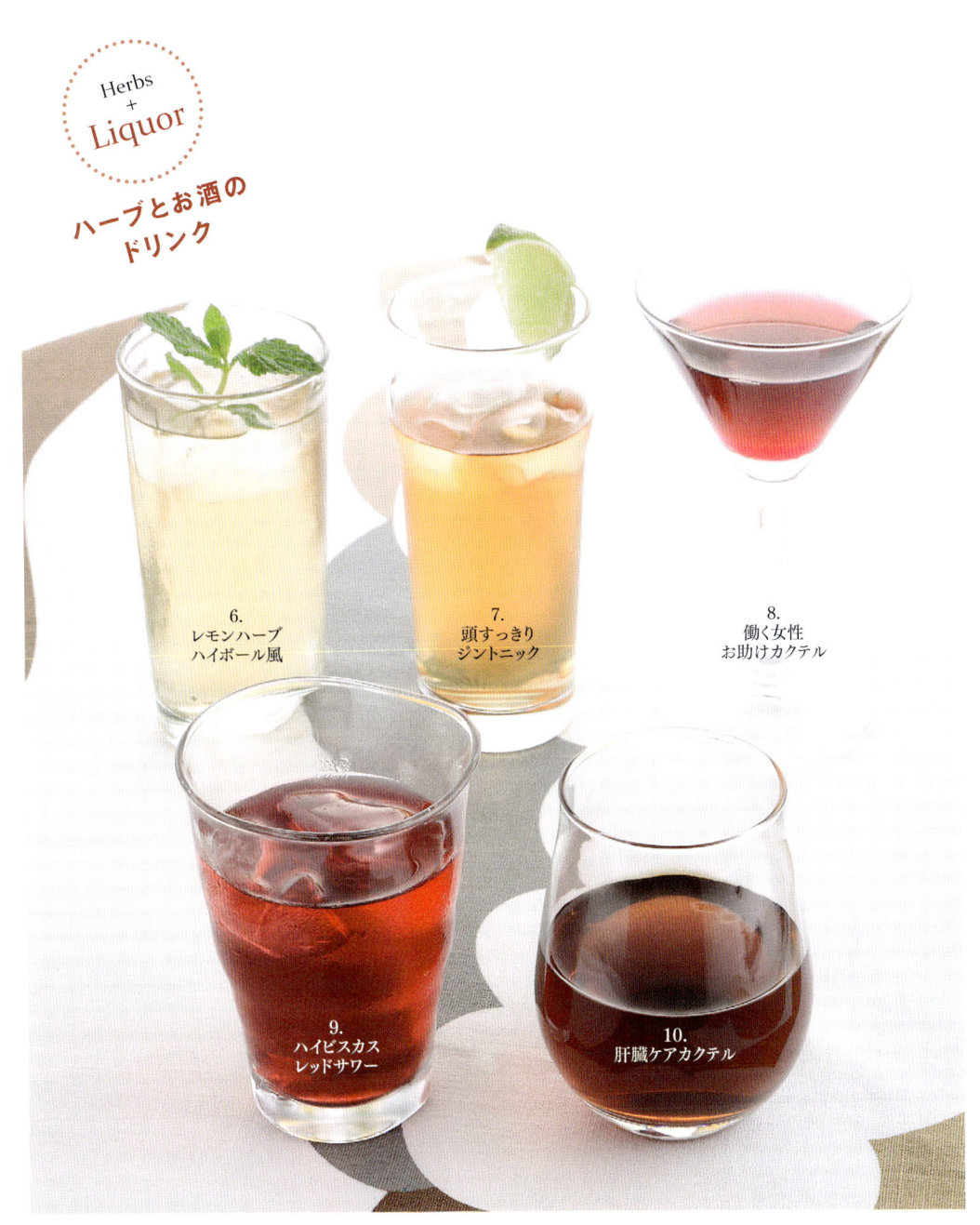

## ハーブとお酒の ドリンク

6.
レモンハーブ
ハイボール風

7.
頭すっきり
ジントニック

8.
働く女性
お助けカクテル

9.
ハイビスカス
レッドサワー

10.
肝臓ケアカクテル

＊作り方は121ページで紹介しています。

## ①ハイビスカスリフレッシュドリンク

ハイビスカスのルビー色が鮮やか。さわやかな風味のハーブをベースにした、気分転換におすすめのドリンク。

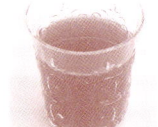

**材料**
- パイナップルジュース
- ブレンドティー
 （ハイビスカス1:レモングラス1:ローズマリー½）

**作り方**
1. 左記の割合でブレンドティーを作る。
2. パイナップルジュース1:ブレンドティー1の割合で混ぜる。

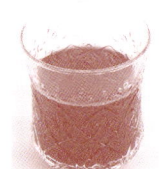

## ②冷え対策ドリンク

体を温めるハーブをブレンド。リンゴとシナモンのアップルパイのような甘い香りがホッと心を和ませてくれます。

**材料**
- アップルジュース
- ブレンドティー
 （エルダーフラワー1:オレンジ1:カルダモン½:シナモン½:ジンジャー1）

**作り方**
1. 左記の割合でブレンドティーを作る。
2. アップルジュース1:ブレンドティー1の割合で混ぜる。

＊お好みでブレンドティーのジンジャーを多めにしても美味しくいただけます。

## ③ホットワイン風アンチエイジングドリンク

ワインとスパイスを煮つめたホットワイン（グリューワイン）に似た味わい。クローブの香りがきいた大人の味です。

**材料**
- グレープジュース
- ブレンドティー
 （クローブ½:ゴツコーラ½:ホーソンベリー1:ローズレッド1）

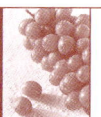

**作り方**
1. 左記の割合でブレンドティーを濃いめ＊に作る。
2. グレープジュース7:ブレンドティー3の割合で混ぜる。

＊お湯の量を少なめに、やや長めに抽出すると濃く仕上がり、美味しくいただけます。

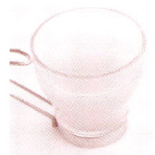

## ④フルーティーのどシロップ

のどを労るハーブをブレンド。オレンジのフルーティーな甘さを生かした、お子様にも好まれる味です。

**材料**
- オレンジジュース
- ブレンドティー
 （フェンネル1:マーシュマロウ½:リコリス½）

**作り方**
1. 左記の割合でブレンドティーを作る。
2. オレンジジュース7:ブレンドティー3の割合で混ぜる＊。

＊ハーブの風味をしっかり味わいたい場合は、オレンジジュース3:ブレンドティー7の割合でどうぞ。

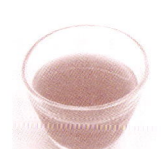

## ⑤トマトスープ風栄養補給ハーブドリンク

ビタミン・ミネラル豊富な栄養たっぷりのハーブとトマトをミックス。野菜スープ風味でおなかにも満足感あり。

**材料**
- トマトジュース
- ブレンドティー
 （タイム½:ネトル1:ローズヒップ2）

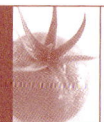

**作り方**
1. 左記の割合でブレンドティーを濃いめ＊に作る。
2. トマトジュース8:ブレンドティー2の割合で混ぜる。

＊お湯の量を少なめに、やや長めに抽出すると濃く仕上がり、美味しくいただけます。

---

### 5000年前につくられたハーブ入りワインが発見される！

紀元前から続くハーブと人間との関わりの中にワインの存在があったというエピソードが、2009年4月、米国科学アカデミー機関誌 "Proceedings of the National Academy of Science" に発表され、注目を集めています。

米ペンシルバニア大学の研究報告によると、約5100年前の

## ⑥ レモンハーブハイボール風

シングルモルトウイスキーのフルーティーな深緑の香りと、レモン系ハーブの香りが調和したさわやかな味わいです。

**材料**
- ウイスキー「白州10年」
- ブレンドティー
  （レモングラス1½：レモンマートル1）

**作り方**
1. 左記の割合でブレンドティーを作る。
2. ウイスキー1：ブレンドティー9の割合で混ぜる。
3. お好みでミントの葉を飾る。

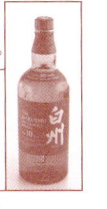

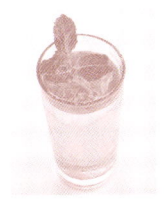

＊炭酸水で割ると正しいハイボールになります。

## ⑦ 頭すっきりジントニック

頭の働きを活性化するハーブで気分すっきり。ハーブのクリアな香りとジンのシャープな味がマッチしています。

**材料**
- ジン「ビーフィーター 40度」
- ブレンドティー
  （セージ½：ペパーミント½：ローズマリー1½）

**作り方**
1. 左記の割合でブレンドティーを作る。
2. ジン1：ブレンドティー9の割合で混ぜる。
3. お好みでライムを飾る。

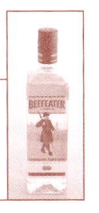

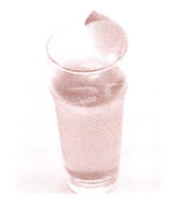

## ⑧ 働く女性お助けカクテル

頑張った女性の心と体をケアするハーブがベース。カシスのほど良い甘さが1日の疲れを癒します。

**材料**
- カシスリキュール「ルジェ クレーム ド カシス」
- ブレンドティー
  （アイブライト½：ラベンダー½：レッドクローバー1：ローズピンク1）

**作り方**
1. 左記の割合でブレンドティーを作る。
2. カシスリキュール2：ブレンドティー8の割合で混ぜる。

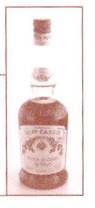

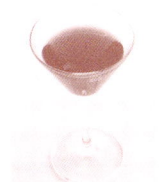

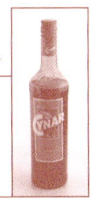

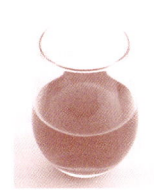

## ⑨ ハイビスカスレッドサワー

華やかでコクのある米焼酎を、女性にうれしいハイビスカスティーで割った、甘酸っぱいサワーです。

**材料**
- 米焼酎「球磨焼酎 花」
- ブレンドティー
  （ステビア½：ハイビスカス½：ラズベリーリーフ1：ローズヒップ1）

**作り方**
1. 左記の割合でブレンドティーを作る。
2. 米焼酎2：ブレンドティー8の割合で混ぜる。

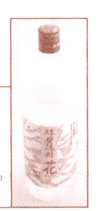

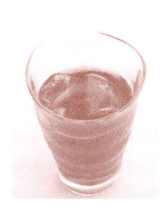

## ⑩ 肝臓ケアカクテル

肝臓のハーブ、アーティチョークのリキュールと、肝機能をアップするハーブのカラメル風味のカクテル。

**材料**
- ハーブリキュール「チナール」
- ブレンドティー
  （オレンジ1：ダンディライオンルート2：ミルクシスル1）

**作り方**
1. 左記の割合でブレンドティーを作る。
2. ハーブリキュール2：ブレンドティー8の割合で混ぜる。

---

ものと見られるエジプトのファラオの墓からワインの残った壺が発見され、ワインには保存のためのパイン樹脂のほか、ミント、コリアンダー、セボリー、センナなどが含まれていると見られているそうです。さらに、ある研究者はこれらのハーブはそれぞれの効能を得るために医療目的で使われていたと考えています。

この古代薬用ワインのレシピの再現などは、さらなる研究が期待されるところ。私たちにも身近なハーブが、5000年以上も前の人々にも活用されていたというストーリーには、人とハーブの悠久の歴史を感じるとともに、ハーブの奥深さと秘めたパワーを改めて認識させられます。

（参考資料：「HerbalGram No.83（Summer 2009）」AMERICAN BOTANICAL COUNCIL）

## ハーブ専門店 enherb　安全性への取り組みレポート

数々の美味しいブレンドティーを開発しているエンハーブ。味だけではなく、
品質と安全性にもとことんこだわり、安心して口にしていただける製品を提供しています。

### 野生のハーブを採用

エンハーブのこだわりは、まず植物の選択から。野山に自生する野生のハーブを積極的に採用しています。野菜に例えるなら、化学肥料を与えられ、温室でぬくぬくと育てられたものではなく、雨風・日光にさらされた"露地もの"にあたります。なぜなら、そんな厳しい自然環境で育った植物こそ、大地の力と自然の恵みを存分に受けている力強い存在と考えるから。そこには、私たちを元気にしてくれるパワーが蓄えられているのです。

### すべて「食品」として通関検査

エンハーブのハーブは、すべて「食品」として輸入され、通関で検疫所の検査を受けています。14ページで説明したように、ハーブはクラフトなどでも使用されており、「雑貨品」として輸入されたものは、この検疫所での検査がありません。「食品」として輸入することで、衛生上の問題がないことはもちろんのこと、アフラトキシンなどの自然毒を含んでいないかを厳しくチェックされています。

### 第三者機関の厳しい検査をパス

エンハーブのハーブのほとんどは海外から仕入れられますが、その仕入れ先である現地で残留農薬、放射線などのチェックを受けます。その後、社内での品質検査だけでなく、さらに厳しい検査を第三者機関に委ね、残留農薬（ポジティブリスト）や重金属などの有無を確認。この一連の確認作業は、ハーブの採取時期や採取場所の違いによって管理され、生産ロット番号ごとの実施が徹底されています。

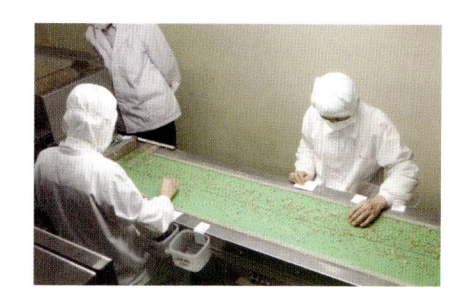

また、ハーブを採取する際に混入してしまう小枝や小石などを取り除く異物除去作業も丁寧に行います。すべてのハーブに対して専用の機械を使い、ふるいや風力・磁力などで選別。さらに人間の目視や金属探知機など、全5工程のチェックを実施しています。

### ハーブに関する情報の発信

日本では、まだまだ嗜好品としてのイメージが強いハーブティーですが、欧米では心身に対する効能が認められ、医薬品として扱われるものもあるなど、補完代替医療のひとつとして認知されています。メンタル面への働きかけも多くを占めるハーブの効能については、科学的な分析や臨床医学的な実証が容易でないことも事実。エンハーブはハーブ専門店として、ハーブの効能に関する研究に協力していくことも大切な役割と捉え、ハーブの有効性や安全性に関する研究への参加や、情報発信にも取り組んでいきたいと考えています。

# この本で紹介したハーブが購入できる エンハーブ ショップ

Chapter 3で紹介した65種類のシングルハーブをはじめ、
日常の健康管理やビューティーケアに役立つブレンドティーを扱うエンハーブのショップ。
ハーブティーだけでなく、茶器などハーブを楽しむためのアイテムもいろいろ。
ハーブに関する専門知識を持ったスタッフが親切に対応してくれます。

また、ショップによってはエッセンシャルオイルやナチュラル成分たっぷりのコスメもラインナップ。
私たちの生活を豊かにしてくれるアイテムがいっぱいです。

エンハーブ ショップの詳細はホームページでもご覧になれます。

↓

http://www.enherb.jp/

# エンハーブ ショップ一覧

＊2017年2月現在の情報です。最新のショップ一覧はホームページ(http://www.enherb.jp/)をご覧ください。
★印のショップは126〜127ページで詳しく紹介しています。

## 関東エリア

### ●東京

**★アトレ恵比寿店**
東京都渋谷区恵比寿南1-5-5　アトレ恵比寿店5F
☎03-5475-8444

**アトレ大森店**
東京都大田区大森北1-6-16　アトレ大森店4F
☎03-3765-3261

**ルミネ北千住店**
東京都足立区千住旭町42-2　ルミネ北千住店7F
☎03-3882-2822

**ルミネ立川店**
東京都立川市曙町2-1-1　ルミネ立川店7F
☎042-521-1782

**ルミネ有楽町店**
東京都千代田区有楽町2-5-1　ルミネ有楽町店L2　B1F
☎03-6268-0708

**ルミネ池袋店**
東京都豊島区西池袋1-11-1　ルミネ池袋店7F
☎03-6912-6482

**ルミネ新宿店**
東京都新宿区西新宿1-1-5　ルミネ1　5F
☎03-6302-0482

**ルミネ荻窪店**
東京都杉並区上荻1-7-1　ルミネ1F
☎03-6383-5066

**ルミネ町田店**
東京都町田市原町田6-1-11　ルミネ5F
☎042-850-8682

**伊勢丹新宿店**
東京都新宿区新宿3-14-1
伊勢丹新宿店本館B2F=ビューティアポセカリー
☎03-3352-1111(大代表)

**京王百貨店新宿店**
東京都新宿区西新宿1-1-4　京王百貨店新宿店6F
☎03-5321-5266

**渋谷ロフト店**
東京都渋谷区宇田川町21-1　渋谷ロフト2F
☎03-3464-2641

**大丸東京店**
東京都千代田区丸の内1-9-1　大丸東京店9F
☎03-3211-1182

**東武百貨店池袋店**
東京都豊島区西池袋1-1-25　東武百貨店池袋店6F2番地
☎03-5951-0381

**三越銀座店**
東京都中央区銀座4-6-16　三越銀座店8F
☎03-3535-4182

**髙島屋日本橋店**
東京都中央区日本橋2-4-1　髙島屋日本橋店7F
☎03-5255-4182

### ●神奈川

**ルミネ横浜店**
神奈川県横浜市西区高島2-16-1　ルミネ5F
☎045-620-4182

**ららぽーと横浜店**
神奈川県横浜市都筑区池辺町4035-1
ららぽーと横浜2F　28910
☎045-414-1829

**新百合丘オーパ店**
神奈川県川崎市麻生区上麻生1-1-1　新百合丘オーパ2F
☎044-965-8308

**髙島屋横浜店**
神奈川県横浜市西区南幸1-6-31　髙島屋横浜店7F
☎045-412 4082

**ウィング上大岡店**
神奈川県横浜市港南区上大岡西1-6-1　ウィング上大岡2F
☎045-845-3862

**大船ルミネウイング店**
神奈川県鎌倉市大船1-4-1　大船ルミネウイング4F
☎0467-48-5239

### ●千葉

**アトレ松戸店**
千葉県松戸市松戸1181　アトレ松戸3F
☎047-331-1482

**東武百貨店船橋店**
千葉県船橋市本町7-1-1　東武百貨店船橋店7F
☎047-426-3182

### ●埼玉

**★ルミネ大宮店**
埼玉県さいたま市大宮区錦町630　ルミネ2・3F
☎048-645-7382

## 東北エリア

### ●宮城

**★エスパル仙台店**
宮城県仙台市青葉区中央1-1-1　S-PAL仙台1F
☎022-721-0182

**三越仙台店**
宮城県仙台市青葉区一番町4-8-15　三越仙台店6F
☎022-223-7180

## 東海エリア

### ●愛知

**★ジェイアール名古屋タカシマヤ店**
愛知県名古屋市中村区名駅1-1-4
ジェイアール名古屋タカシマヤ9F
☎052-564-1182

**三越星ヶ丘店**
愛知県名古屋市千種区星が丘元町14-14　三越星ヶ丘店2F
☎052-782-8885

**名古屋ラシック店**
愛知県名古屋市中区栄3-6-1　ラシック地下1階
☎052-253-8825

### ●静岡

**遠鉄百貨店**
静岡県浜松市中区砂山町320-2　遠鉄百貨店新館5F
☎053-457-5589

## 関西・中国エリア

### ●大阪

**★大丸梅田店**
大阪府大阪市北区梅田3-1-1　大丸梅田店12F
☎06-4797-0032

**髙島屋大阪店**
大阪府大阪市中央区難波5-1-5　髙島屋大阪店6F
☎06-6636-1226

### ●京都

**大丸京都店**
京都府京都市下京区四条通高倉西入立売西町79
大丸京都店4F
☎075-255-4676

### ●兵庫

**大丸神戸店**
兵庫県神戸市中央区明石町40　大丸神戸店B2F
☎078-393-0580

### ●岡山

**天満屋岡山店**
岡山県岡山市北区表町2-1-1　天満屋岡山店5F
☎086-231-7356

## オンラインショップでも購入できます

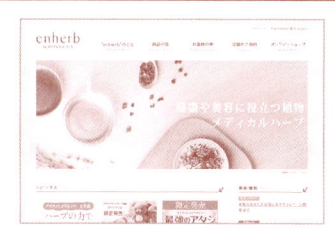

http://www.enherb.jp/

エンハーブで扱う商品は、オンラインショップでも購入が可能です。目的別、季節別におすすめ商品が探せるほか、季節限定商品、ギフト商品、ティーカップやティーポットなども扱っています。※一部、取り扱いのない商品がございます。

# エンハーブ フラッグシップショップをご紹介します

(2014年4月現在の情報です)

### 取り扱い商品について

**＊ハーブティー**
enherbオリジナルブレンドのハーブティー（リーフ、ティーバッグ）とシングルハーブ（リーフ）

**＊アロマ**
ハーブの個性を余すところなく抽出した生命力に溢れる香りを持つエッセンシャルオイルとキャリアオイル

**＊コスメ**
自然のチカラでさまざまなお悩みにやさしくお応えする、使い心地にこだわったハーブコスメ

**＊ハーブ食品**
ジンジャーシロップやはちみつなど、ハーブを使ったenherbオリジナルのナチュラルフード

---

### アトレ恵比寿店

東京都渋谷区恵比寿南1-5-5　アトレ恵比寿店5F
☎03-5475-8444

取り扱い商品：ハーブティー／アロマ／コスメ／ハーブ食品

　エンハーブが扱う商品がすべて揃うアトレ恵比寿店。開放的な店内には、明るいスタッフの笑顔と、エンハーブが皆さんにお伝えしたいナチュラルライフが広がっています。恵比寿駅に直結した駅ビル内という、とても便利な場所にあるのも人気のヒミツ。夕方ともなれば、お勤め帰りのOLさんやビジネスマンがいっぱい。このショップは男性のお客様が多いのも特徴。それぞれのスタイルに合ったハーブティーの楽しみ方、ナチュラルライフの楽しみ方をおすすめしています。

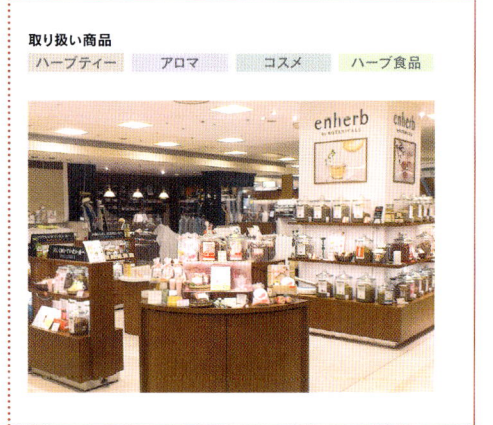

---

### ジェイアール名古屋タカシマヤ店

愛知県名古屋市中村区名駅1-1-4
ジェイアール名古屋タカシマヤ9F
☎052-564-1182

取り扱い商品：ハーブティー／アロマ／コスメ／ハーブ食品

　名古屋駅に直結したジェイアール名古屋タカシマヤ店。館内はいつも若い女性で賑わいます。開放感のあるゆったりとしたカウンタースペースでは、丁寧なカウンセリングを受けることができ、お客様オリジナルのブレンドハーブティーも積極的にご提案しています。ほかの買い物の帰りや電車の乗降途中で立ち寄られた急ぎのお客様にも、元気で快活なスタッフがスピーディーに対応。ギフトアイテムも充実しており、お客様のいろいろなニーズにお応えできるショップです。

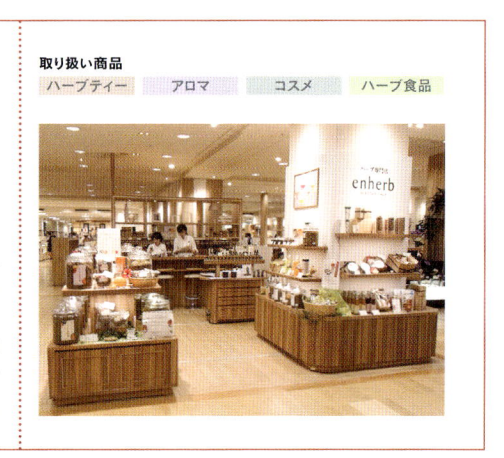

### エスパル仙台店

宮城県仙台市青葉区中央1-1-1　S-PAL仙台1F
☎022-721-0182

取り扱い商品
ハーブティー　アロマ
コスメ　ハーブ食品

　東北のメインターミナル、仙台駅に直結したエスパル1Fという立地。アクセスの良さと、気軽に立ち寄れるオープンな雰囲気が好評です。明るく元気なスタッフが、初めての方にもリピーターのお客様にも親身になって対応。コスメやアロマオイルなど、ハーブによる癒しのライフスタイルも併せてご提案します。店頭では親しみやすいスタッフ手書きの看板やおすすめカードが目を引き、ご購入後の使用シーンをイメージできるようなワンポイントのコメントが好評です。

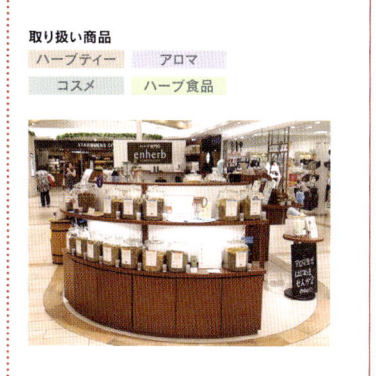

### 大丸梅田店

大阪府大阪市北区梅田3-1-1　大丸梅田店12F
☎06-4797-0032

取り扱い商品
ハーブティー　アロマ
コスメ　ハーブ食品

　JR大阪駅に直結する大丸梅田店。休日にはご家族連れや上質な買い物を楽しむお客様でいつも賑わっています。大きなガラスジャーに入ったブレンドハーブが店頭を飾るこのお店は、西日本で最も品揃えが豊富で、大阪を中心とするハーブ好きのお客様に10年以上愛され続けています。スタッフとお客様が仲間のように気軽に会話を楽しんでいる風景はこの店ならでは。ハーブ初心者の方も気兼ねなく楽しめるお店です。

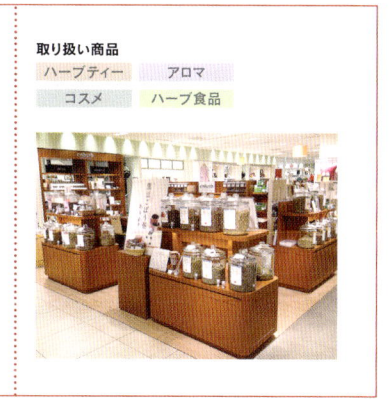

### ルミネ大宮店

埼玉県さいたま市大宮区錦町630　ルミネ2・3F
☎048-645-7382

取り扱い商品
ハーブティー　アロマ
コスメ　ハーブ食品

　電車を降りて雨に濡れずに立ち寄れる大宮店は、JR大宮駅徒歩1分の好立地。コンパクトに佇むお店の前を歩くと、やさしく漂うアロマの香りに自然と落ち着いた気分にさせられます。平日夕方には仕事帰りのOLさんが、自分好みのブレンドティーのテイスティングを楽しんでいたり、プチギフトをスタッフと一緒に選んでいたり。スタッフがお客様と一緒にハーブを楽しむ接客スタイルでリピーターさんも多いお店です。

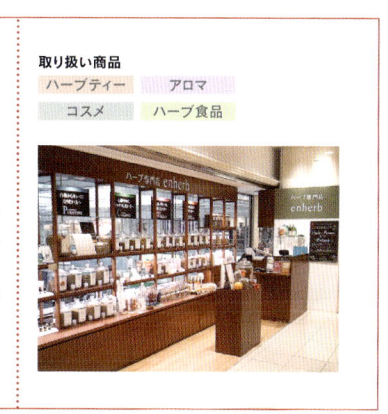

ハーブ専門店
**enherb** エンハーブ（株式会社コネクト）
〒105-0012　東京都港区芝大門2-8-13
☎03-5472-2351　FAX03-5472-2358
http://www.enherb.jp/

1996年設立。
1997年に、ハーブショップ「BOTANICALS（ボタニカルズ）」第1号店を東京・下北沢にオープン。
現在、首都圏・関西圏を中心に全国36店舗（2017年2月現在）を展開。
「植物のチカラに根ざしたハーバルセラピーを通じて、美容と健康をサポートする」を理念に掲げ、
ハーブティーをはじめ、エッセンシャルオイルや、ハーブに関連する商品を提供している。
2008年10月、サントリーグループに。
2011年8月、「enherb（エンハーブ）」へブランドリニューアル。

[ レシピ制作・指導 ]
株式会社コネクト　エンハーブ商品企画開発グループ

< 参考文献 >
『メディカルハーブの事典―主要100種の基本データ』林 真一郎編（東京堂出版）
『HERBAL MEDICINE EXPANDED COMMISSION E MONOGRAPHS』
AMERICAN BOTANICAL COUNCIL（INTEGRATIVE MEDICINE COMMUNICATIONS）
『PDR for Herbal Medicines - THIRD EDITION』（THOMSON HEALTHCARE）
『メディカルハーブ安全性ハンドブック』AMERICAN HERBAL PRODUCTS ASSOCIATION編（東京堂出版）
『BOTANICAL SAFETY HANDBOOK』AMERICAN HERBAL PRODUCTS ASSOCIATION（CRC Press）
『ハーブの写真図鑑』レスリー・ブレムネス著（日本ヴォーグ社）
『新訂原色 牧野和漢薬草大圖鑑』岡田 稔監修（北隆館）
『基本 ハーブの事典』北野 佐久子編（東京堂出版）
『花のもつ癒しの魅力』アン・マッキンタイア著（産調出版）
『ハーブ学名語源事典』大槻 真一郎、尾崎 由紀子著（東京堂出版）
『実用百科ホリスティックハーブ医学』デビッド・ホフマン著（フレグランスジャーナル社）
『女性のためのハーブ自然療法』アン・マッキンタイア著（産調出版）
『ニューハーブバイブル』キャロライン・フォーリー、マーカス・A.ウェッブ、ジル・ナイス著、林 真一郎監修（産調出版）
『HerbalGram No.83（Summer 2009）』（AMERICAN BOTANICAL COUNCIL）

[ STAFF ]
デザイン●小谷田 一美
撮　影●久保寺 誠（有限会社ヤスダフォトスタジオ）
イラストレーション●柴田 祥衣、志水ヒロミチ（P30, 31）
ライター●川原 好恵
企画・編集●成田 すず江（株式会社テンカウント）

本書の内容に関するお問い合わせは、お手紙かメール
（jitsuyou@kawade.co.jp）にて承ります。恐縮ですが、
お電話でのお問い合わせはご遠慮くださいますよう
お願いいたします。

※本書は2010年9月に小社より刊行された『ボタニカルズ式ハーブティー Perfect Book』を、2014年4月現在の最新情報に基づき改訂・改題したものです。

# エンハーブ式　ハーブティー Perfect Book

2014年5月30日　初版発行
2017年1月30日　3刷発行

監　　修　エンハーブ
発 行 者　小野寺優
発 行 所　株式会社河出書房新社
　　　　　〒151-0051　東京都渋谷区千駄ヶ谷 2-32-2
　　　　　電話　03-3404-1201（営業）
　　　　　　　　03-3404-8611（編集）
　　　　　http://www.kawade.co.jp/

印刷・製本　三松堂株式会社

Printed in Japan
ISBN978-4-309-28440-8

落丁本・乱丁本はお取り替えいたします。
本書のコピー、スキャン、デジタル化等の無断複製は著作権法上での例外を除き
禁じられています。本書を代行業者等の第三者に依頼してスキャンやデジタル化
することは、いかなる場合も著作権法違反となります。